中文翻译版

儿童眼病精要

Pediatric Ophthalmology

主　编　〔美〕阿帕那·拉玛苏布拉曼尼恩
（Aparna Ramasubramanian）
主　译　刘陇黔

科学出版社
北　京

图字：01-2025-2592 号

内 容 简 介

本书共14章，内容包括儿童眼科学的多个主题，如近视的流行病学与发病机制、延缓近视进展干预措施的最新进展、弱视的治疗现状、儿童屈光手术、早产儿视网膜病变管理的进展、婴儿眼周血管瘤、儿童葡萄膜炎的治疗现状、视网膜母细胞瘤治疗的新进展、儿童假性脑瘤综合征的诊断与治疗现状、儿童青光眼的最新进展、先天性白内障的研究进展、儿童角膜移植、视神经胶质瘤的治疗现状及非意外创伤的最新进展等；此外，还涵盖了儿童眼科学的最新趋势，包括经由临床研究出发的临床实践指导，使读者能够紧跟前沿研究进行临床实践。本书可作为儿童眼科医师和研究人员的实用参考书。

图书在版编目（CIP）数据

儿童眼病精要 /（美）阿帕那·拉玛苏布拉曼尼恩（Aparna Ramasubramanian）主编；刘陇黔主译. 北京：科学出版社，2025.7. -- ISBN 978-7-03-082593-3

Ⅰ. R779.7

中国国家版本馆 CIP 数据核字第 2025NQ4898 号

责任编辑：王灵芳 / 责任校对：张　娟
责任印制：师艳茹 / 封面设计：涿州锦辉

科学出版社 出版
北京东黄城根北街 16 号
邮政编码：100717
http://www.sciencep.com

三河市春园印刷有限公司印刷
科学出版社发行　各地新华书店经销
*
2025 年 7 月第　一　版　开本：787 × 1092　1/16
2025 年 7 月第一次印刷　印张：9　1/4
字数：220 000

定价：108.00 元

（如有印装质量问题，我社负责调换）

译者名单

主　　译　刘陇黔

副 主 译　马　可　杨　必

译　　者　（按姓氏笔画排序）

马　可　王　茜　王将栏　叶　琳

刘陇黔　杨　必　杨旭波　杨国渊

张文秋　陈冰洁　陈晓航　温祥毅

廖　孟　魏　红

译者前言

在当今医学领域，儿童眼病的诊治与研究的重要性日益凸显。儿童时期是视觉系统发育的关键阶段，任何眼部问题若未能及时发现与妥善处理，都可能对孩子的一生产生深远且不可逆的影响。

《儿童眼病精要》原版书在国际儿童眼科界久负盛名。其作者团队汇聚了众多在该领域卓有建树的专家，他们凭借深厚的学术造诣与丰富的临床经验，精心编撰了这本极具权威性与全面性的专著。本书犹如一座知识宝库，涵盖了儿童眼科从基础理论到临床实践的各个层面。本书对各类常见与罕见眼病进行了详细阐述，包括先天性白内障、近视、弱视、儿童青光眼、视网膜疾病及眼外伤等；从精准的诊断方法，如先进的影像学检查、视功能评估技术到多样化的治疗策略，无论是药物治疗、手术干预还是视觉康复训练，均有深入讲解。本书中还融入了最新的科研成果与临床研究进展，为读者呈现出儿童眼科领域的前沿动态，使其能够站在学科发展的前沿视角审视各类问题。

考虑到我国儿童眼科领域专业书籍资源虽有一定积累，但在系统性、前沿性及国际接轨程度上仍有提升空间，我们深感有责任将这本优秀著作引入国内，让更多的眼科专业人士、儿科医师、医学生及从事儿童健康相关工作的人员能够受益。在翻译过程中，我们组建了一支专业且富有热情的翻译团队，团队成员均来自眼科及相关专业领域，具备扎实的专业知识与良好的语言功底。为确保翻译质量，我们查阅了大量国内外相关文献资料，对书中的专业术语进行了反复斟酌与核对，力求使译文既忠实反映原著的精髓，又符合中文的表达习惯与专业规范。对于一些疑难复杂的句子结构与概念，我们通过团队内部的深入讨论及与国内外专家的交流请教，确保译文的准确性与通顺性。

我们衷心期望这本译著能够成为我国儿童眼科领域的重要参考书籍，为广大读者在儿童眼病的学习、研究与临床实践中提供有力的支持与帮助。它不仅有助于提升我国儿童眼科的诊疗水平，促进专业人才的培养与成长，更能推动我国儿童眼病防治事业向着更高的水平迈进，让更多的儿童能够拥有健康明亮的眼睛，去探索这个绚丽多彩的世界。愿这本译著在我国儿童眼科领域绽放光芒，为守护儿童的视觉健康贡献力量。

刘陇黔

2025年3月

原书前言

在过去的10年中，随着多个亚专业的出现，儿童眼科亚专业发生了转变，这改善了患者的治疗效果及其家庭生活。位于瑞士日内瓦的世界卫生组织（WHO）与国际防盲机构（IAPB）于1999年发起了“VISION 2020：人人享有看见的权利”倡议。他们的重点之一是儿童盲。这引起了大家对儿童眼部疾病的重点关注——早期发现和治疗。此外，现代世界的眼部疾病谱也发生了变化。据估计，目前世界上有 32% 的人口患有近视，预计到 2050 年这一数字将增加到 60%。这需要更好地了解儿童眼部疾病并采取早期干预措施。视力筛查仪、广角眼底成像和光学相干断层扫描等新技术的出现推动了眼病的筛查和早期发现。通过基因组测试和基因治疗，遗传性疾病领域也取得了重大进展。

我们在本书中记录了儿童眼科领域的这一进步。我们希望它能够对当前儿童眼部疾病的管理提供参考，并开辟更多的合作和发展途径。

Aparna Ramasubramanian

目录

请扫码查看参考文献

第1章

近视的流行病学与发病机制

Swapnil Thakur，Rohit Dhakal，Satish K.Gupta，Pavan K.Verkicharla

1.1 近视的流行病学趋势

1.1.1 全球数据

目前，近视已成为一个全球性的流行疾病，截至2020年，全球近34%（近26亿）的人口受其影响。据预测，截至2050年，世界上近50%的人口（近50亿）将成为近视患者。据报道，近视患病率存在地域差异，2020年近视患病率最低的地区是东非地区，患病率约为8.4%，据预测，这一数据在2050年将会升至22.7%；相比之下，2020年近视患病率分别为53.4%、51.6%和46.1%的亚太地区、东亚地区和东南亚地区的国家，据预测，其近视患病率在2050年将分别升高至66.4%、65.3%和62.0%。

1.1.2 东亚地区数据

在过去的几十年里，新加坡、中国和韩国等国家的近视患病率急剧上升。韩国19岁青少年的近视患病率高达96.5%，新加坡17～19岁的年轻人中近视患病率为79.3%，在中国台湾18～24岁的应征军人中近视患病率为86.1%。1983～2016年，中国台湾7岁儿童的近视患病率（5.37%～25.41%）增加了5倍，12岁儿童（30.66%～76.67%）和15岁儿童（44.3%～92.9%）的近视患病率增加了1～2倍。在中国大陆，城市地区（18.46±0.69）岁年轻人的近视患病率在2001～2015年从79.54%上升至87.70%；在（20.20±2.80）岁的大学生中，近视患病率已上升至95%。据预测，到2050年，中国大陆3～19岁的儿童和青少年近视患病率将接近84%。

1.1.3 南亚地区数据

在过去10年中，与东亚地区相比，南亚地区20岁以下学龄儿童的近视患病率相对较低，尼泊尔低至2%，斯里兰卡为4.8%，不丹为6.6%，孟加拉国为5.8%，巴基斯坦为12.7%，印度高达35.5%。一项荟萃分析报道了印度在过去40年中的总近视患病率，结果显示，印度11～15岁儿童的近视患病率增加了1倍多，即从1980～2008年的6.6%增加到2009～2019年的14.2%。根据印度北部最近的一项研究，在5～15岁学龄儿童中有21.1%的患有近视。如果近视发病率按照目前的增长速度持续下去，这些印度城市地区的近视患病率预计将在2030年、2040年和2050年分别升至32%、40%和48.14%。

1.1.4 中东、欧洲、非洲、美洲和大洋洲地区数据

虽然近视在东亚国家的流行率很高，但在世界其他地区，近视的流行率也越来越高。在21岁以下的年龄组中，非洲的近视患病率为3.4%～7%，中东地区的近视患病率为6.5%～9%，南美洲的近视患病率为1.4%～14.7%，澳大利亚的近视患病率为14.8%～17.3%，加拿大的近视患病率为29%，欧洲的近视患病率为2.4%～42.7%。在美国，25～54岁的近视人口在1971～2004年的近30年几乎翻了一番（25.0%～41.6%）。图1.1描绘了不同国家和地区在不同时间点近视患病率的增长趋势。

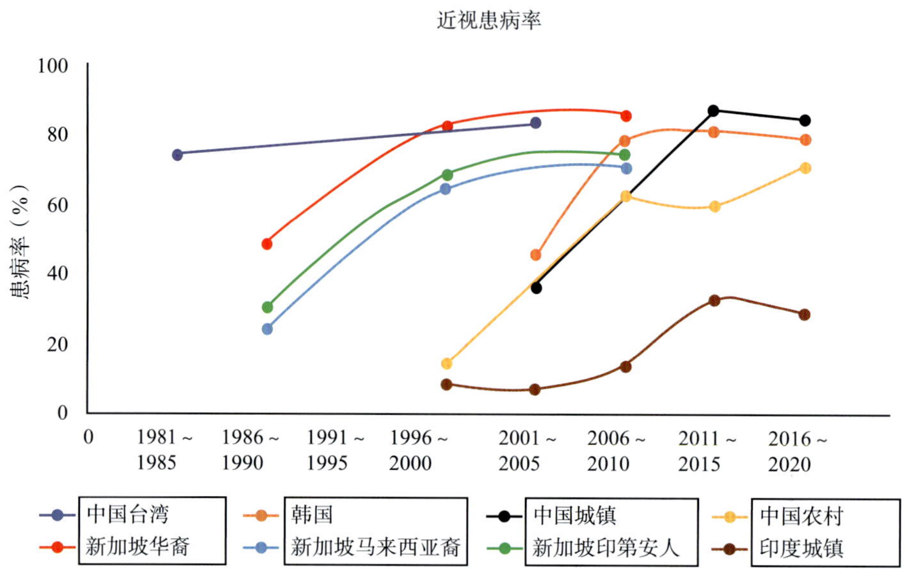

图1.1 1981～2020年不同国家和地区在不同时间点近视患病率的增长趋势

1.2 高度近视

1.2.1 定义

高度近视是根据近视屈光度来定义的。世界卫生组织（World Health Organnization, WHO）指出，基于诊断方法定义高度近视的阈值为≤ -5.00D，因为-5.00D近视导致的预测未矫正远视力约≤ 20/400，这被认为是失明的视力阈值。然而，考虑到大多数流行病学和干预研究所采用的定义高度近视的阈值，为了保持一致性，国际近视研究院提出将≤ -6.00D作为定义高度近视的阈值的观点。

1.2.2 年龄和城市化对高度近视的影响

据报道，高度近视的患病率成人高于儿童，城市地区高于农村地区。2009年在中国进行的一项包括5083名大学生的研究显示，（24±2.5）岁的学生中有23%患有高度近视（≤ -6.00D），而（18.8±0.8）岁的学生中这一比例为18.12%。同样，在中国台湾进行的另一项研究发现，12岁、15岁和18岁的学生高度近视的比例分别为1.39%、4.37%和24.16%。流行病学研究显示，城市地区3～10岁儿童的高度近视率为0.3%，18岁青少年的高度近视率为19.3%，而农村地区3～6岁儿童的高度近视率为0.1%，6～18岁儿

童和青少年的高度近视率为8.6%。

1.2.3　高度近视的现状和预测趋势

据Bullimore和Brennan报道，不论近视屈光度如何，近视每增加1D，发生近视性黄斑病变的可能性就增加40%。这表明了高度近视可能导致的令人担忧的状况。在全球范围内，2020年，世界总人口中有近5.2%的人患有高度近视；预计到2050年，这一数字可能上升到近9.8%（近9.38亿人）。

在中国，在15年（2001～2015年）期间（18.5±0.7）岁的成人中，高度近视和超高度近视（定义为SER≤-10.00D）的患病率分别增长了两倍以上（从7.9%增长至16.6%）和11倍以上（从0.08%增长至0.92%）；在韩国18～35岁的人群中，高度近视的患病率在5年时间里有轻微的上升（从2009年的11.3%上升至2013年的12.9%）；在美国，高度近视（≤-8.00D）的患病率在近30年（1971～2004年）期间增加了8倍，即从0.2%增加至1.6%。

1.3　病理性近视

1.3.1　定义

病理性近视有时与高度近视互换使用，然而，这两个术语有着不同的含义。高度近视是完全根据近视屈光度（≤-6.00D）来定义的，并不一定与任何病理体征的存在相关。国际近视研究院将病理性近视定义为与近视相关的眼轴过度延长，导致眼后段结构改变（包括后巩膜葡萄肿、近视性黄斑病变和高度近视相关视神经病变），并可导致最佳矫正视力的丧失。病理性近视荟萃分析（meta-analysis of pathological myopia，META-PM）根据与近视性黄斑病变相关的症状将病理性近视定义和分类为5级。①0级：无黄斑病变；②1级：豹纹状眼底；③2级：弥漫性脉络膜视网膜萎缩；④3级：斑片状脉络膜视网膜萎缩；⑤4级：黄斑萎缩。附加病变为漆裂样纹、近视性脉络膜新生血管和富克斯斑（Fuchs spot）。如果眼底照片显示这些征象中的任何一种，且分级在2级及以上，则定义为病理性近视。

1.3.2　病理性近视的现状和预测趋势

病理性近视的患病率在中国为0.9%～3.1%，在澳大利亚为1.2%，在日本为1.7%，在印度为2.2%（图1.2）。据报道，病理性近视病变在低度近视和高度近视中同样普遍，病理性近视患病率分别为2.2%和2.5%。然而，严重的并发症（如视网膜脱离和后巩膜葡萄肿）在高度近视中发生率更高。对于高度近视患者，仅在东亚国家和澳大利亚的成人或＞30岁的人群中有28.7%～72.7%存在病理性近视病变。一项系统综述和荟萃分析（包括4项基于人群的研究和3项基于诊所或学校的研究）结果显示，近视性黄斑变性（MMD）的总患病率在印度农村、中国北京、俄罗斯和新加坡分别为0.4%、0.5%、1.5%和5.2%。另一项系统综述表明，从1993～2006年到2007～2017年，MMD的总患病率增加了近3倍（1.3%～3.5%）。

病理性近视并发症导致的视力损害或失明在不同种族中的发生率为0.1%～1%。虽然没有直接证据来预测未来病理性近视的流行趋势，但考虑到直至2050年全球10%的近视人群将成为高度近视且在低度近视人群中也会出现病理性病变的情况，我们认为未来伴随视力损伤威胁的近视患病率可能会上升。

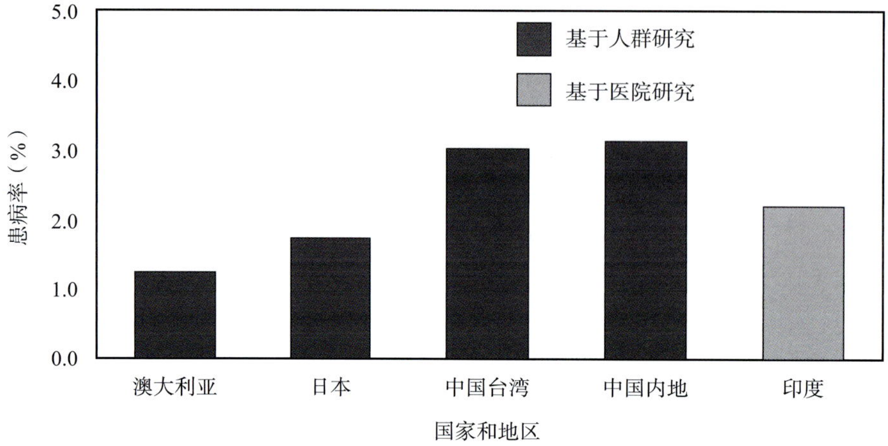

图1.2 各国和地区病理性近视患病率

1.3.3 近视的发生和进展

近视的发生和进展被认为与种族有关。与近视患病率不同，由于需要进行纵向研究，关于近视发病率的证据很少。在3年内，中国6岁儿童的近视发病率为39.5%。在新加坡，7～9岁儿童的3年累计近视发生率为32.4%～47.7%。2012～2014年在英国进行的北爱尔兰儿童屈光不正（Northern Ireland childhood errors of refraction，NICER）研究（基线数据于2006～2008年采集）表明，年轻队列（6～7岁基线）的年发病率为2.2%，而年长队列（12～13岁基线）的年发病率为0.7%。该趋势在同一年龄组的澳大利亚儿童中正好相反，6～7岁儿童的近视发病率只有1.3%，而12～13岁儿童的近视发病率有2.9%。

东亚裔儿童的近视年发病率在较年轻（东亚裔儿童为6.6%，欧洲高加索儿童为0.7%）和较年长（东亚裔儿童为3.2%，欧洲高加索儿童为1.2%）的儿童队列中均高于欧洲高加索儿童。在新加坡，印度和马来亚儿童患近视的比例（27.2%）明显低于同龄的华人儿童（49.5%），这表明华裔个体的近视发病率更高。在南亚地区，5～15岁的城市学龄儿童和青少年的近视年发病率为3.4%。

在近视进展方面，据报道，中国6岁儿童近视屈光不正的变化在3年内进展量为-1.59D，而6～13岁学龄儿童的年进展量为-0.28～-0.30D。澳大利亚儿童的进展量更高（基线队列），6～13岁儿童的年进展量为-0.31～-0.41D。与此相比，在NICER研究中，爱尔兰儿童的近视年进展量变化较小（范围为-0.09～-0.18D）。据报道，印度北部5～15岁城市儿童（基线时已经近视）近视的年平均变化量为（-0.27±0.42）D。另一项涉及印度1～30岁的儿童和年轻成年人的回顾性研究显示，近视年进展量为-0.07～-0.51D。

1.3.4 正视化与屈光发育

正视眼是指在眼调节放松的情况下，平行光线从远处入射可以聚焦在视网膜上的一种屈光状态。正视化是一个主动过程，目的是使屈光系统和眼轴长度（从角膜前表面到视网膜之间的线性距离）达到平衡以实现正视的屈光状态。这一过程或正视化过程中存在的任何干扰和破坏都会导致屈光不正的发生。

近视定性可大致分为两类：①轴性近视，屈光状态可归因于眼轴的过度延长；②屈光性近视：屈光状态可归因于成像结构或位置的变化，即角膜和（或）晶状体的变化。类似于在各种动物实验中的结果，儿童、年轻人和老年人中观察到眼球的轴向生长，据报道他们的眼睛有较深的玻璃体腔深度，这表明轴性近视主要是由于玻璃体腔的延长，角膜曲率和晶状体屈光力仅有微不足道的变化。

1.4　双眼拉伸模型

近视眼的眼部拉伸会引起结构改变，特别是眼后区域（玻璃体腔深度、视网膜、脉络膜和巩膜）的改变。眼部拉伸不仅可以沿视轴方向，还能以下列几种方式拉伸（图1.3）。①全眼球扩张：从眼缘向后极的所有方向发生眼部扩张；②赤道部扩张：眼部拉伸平行于视轴发生，仅限于眼部赤道区域；③后极部扩张：通常由于悬韧带和睫状肌的水平张力增加，眼部延伸被局限在后极部；④轴向扩张或延伸的混合模型：眼球沿后极和赤道方向扩张；⑤不对称性扩张：眼球可以遵循全眼球扩张模型，但从前极到后极的拉伸不均匀。

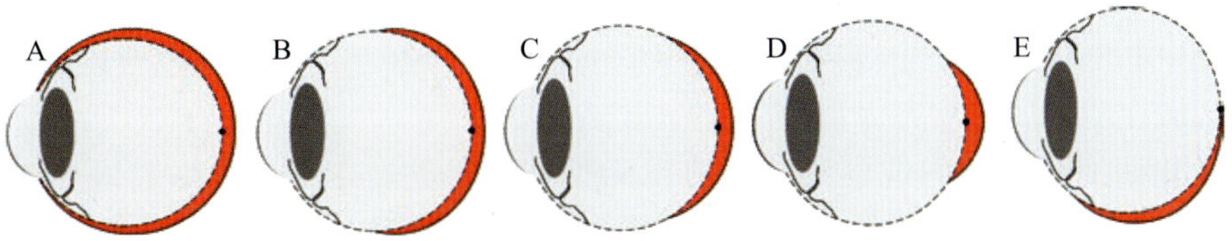

图1.3　近视的各种眼球扩张模型

全眼球扩张（A），赤道部扩张（B），轴向扩张（C），后极部扩张（D），不对称性扩张（E）

1.4.1　视网膜在调节眼部生长中的作用

视网膜是位于眼球后极最内层的光敏层。中心凹（视网膜的中心区域）是视网膜内表面约1.5mm宽的凹陷，而其余部分被称为周边视网膜（从中心凹到锯齿缘约21mm）。

在人类和各种动物物种中，如小鸡、猴、树鼩、小鼠、豚鼠、狨猴、小猫和鱿鱼，都能够检测到视网膜图像离焦与其相应地调节眼球生长的现象。这种视网膜图像离焦检测系统似乎在眼睛内部独立和局部运行。尽管没有调节系统信息输入（通过睫状体麻痹、睫状体神经切断或Edinger-Westphal核损伤进行诱导）或更高的视觉中枢（通过视神经切断诱导）的输入，眼睛仍然能对施加的形觉剥夺（视网膜图像质量下降）做出相应反应，并从中检测到光学离焦的迹象（图1.4）。这表明，视网膜水平的模糊信号可能启动复杂的信号级联反应，并负责视网膜结构中屈光细胞的发育和生化变化。

在形态学上，有报道称近视儿童的神经节细胞-内丛状层和视网膜神经纤维层（retinal nerve fiber layer，RNFL）的厚度分布比非近视儿童更低。研究发现，高度近视眼的周边视网膜总厚度比中低度近视眼更低，这是由于内核层、Henle纤维层、外核层和感光层的外段更薄。高度近视眼的RNFL和神经节细胞复合体（ganglion cell complex，GCC）厚度较中低度近视更薄。

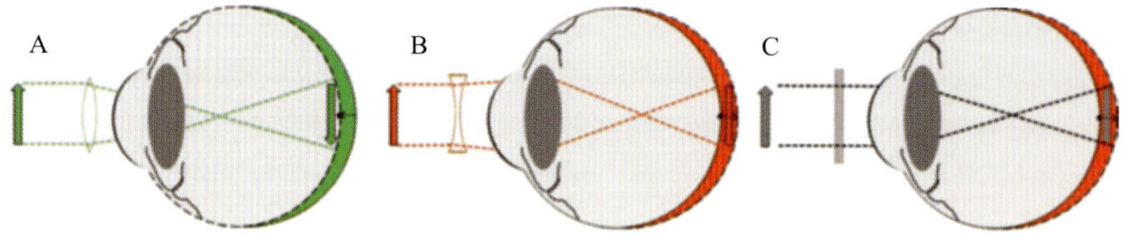

图1.4 在各离焦状态下，眼睛轴向长度的方向性变化，绿色和红色分别表示轴向长度减少和增加

总体而言，眼球的轴向生长与视网膜变薄有关，主要发生在赤道区和赤道前区，中心凹视网膜厚度没有变化。值得注意的是，轻度至中度近视的黄斑区视网膜厚度变化相对较小（6μm），不太可能具有临床意义。更重要的是，中心凹下脉络膜厚度下降的比例高于视网膜厚度下降的比例，这说明在近视发生或进展的过程中，脉络膜厚度的变化发生得更早、更快。

1.4.2 中央视网膜vs周边视网膜

中心凹具有高对比度的视力、高视锥细胞密度和高分辨率。因此，长期以来人们一直认为，来自中心凹的视觉信号在很大程度上影响了眼部生长和随后的屈光发育。然而，由于中心凹仅对应于中央视野中的一个小区域（≈10°），因此可以合理地假设视网膜周围区域在驱动屈光状态方面可能也很重要。

在动物研究中，我们观察到给周边视网膜施加形觉剥夺（通过弥散镜片/Bangerter滤光片诱导）而不限制眼睛的中心视力会导致眼轴长度增加，从而导致形觉剥夺性近视（form-deprivation myopia，FDM）。此外，消融中心凹直径10°的范围，同时保持周边视网膜的完整，会导致正视的屈光状态，也对FDM、光学性远视和近视离焦形成了补偿作用。这些研究表明，来自周边视网膜的视觉信号对通过视觉引导的眼睛生长也确实至关重要，屈光发育容易受到周边视网膜局部和区域选择机制的影响。

1.4.3 与近视有关的视网膜周边光学和视网膜形态理论

据各种动物和人类研究报道，近视表现为周边相对远视（周边视网膜成像相对于中心焦点聚焦在后面），而正视眼和远视眼表现为周边相对近视（周边视网膜成像相对于中心焦点聚焦在前面）。这种光学诱导的周边远视和近视离焦分别加速和减缓了眼睛的生长，这表明此种周边相对远视离焦在近视（近视发育）的发生和近视的进展中起到了作用。当形觉剥夺或光学诱导的周边远视离焦作用于鸡和豚鼠眼睛的特定视网膜区域时，只有远视离焦作用的区域表现出最大限度的眼轴长度延长，并导致眼后形状的改变，这表明眼部生长受到局部调节。

考虑到眼睛的屈光状态总是取决于相对视网膜平面的焦平面，一些研究试图根据眼部周边屈光不正的类型和大小来预测视网膜周边形状的变化。如图1.5所示，已知具有周边相对远视的近视眼睛表现出更陡峭或椭圆的视网膜形态，而具有周边相对近视的远视或正视眼则表现出更平坦或椭圆的视网膜形态。视网膜形态由于种族和屈光主子午线等因素而有所不同，东亚地区的近视患者相较于高加索近视患者而言，其眼部在水平子午线上比在垂直子午线上表现出更陡峭（椭圆）的视网膜形态和更明显的周边相对远视状态。

在高度近视眼中，后极部的初始形态对后极部形态变化的速度有实质性的影响。后极部初始较为平坦的眼睛往往变形更慢，而后极部变形受限的眼球往往变形更快。

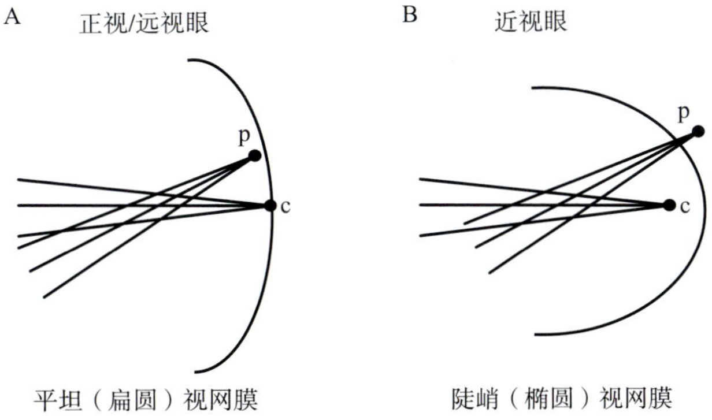

图1.5　正视眼（A）和近视眼（B）的中央和周边光学成像的比较

注：周边的光线可能并不总是如图B所示的远视状态

1.4.4　脉络膜的变化

脉络膜是位于视网膜和巩膜之间的高度血管化组织，是向视网膜外层提供氧气和营养的主要组织，被认为在调节双眼温度、眼内压、血管化适应和巩膜生长方面起着重要作用。在各种动物和人类中关于视网膜离焦对脉络膜反应的影响研究表明，脉络膜在调节眼部生长和屈光发育中起着关键作用。总而言之，在近视离焦的情况下，已经观察到脉络膜增厚；而在远视离焦的情况下，脉络膜变薄。研究还表明，脉络膜变薄是人类近视的结构性标志特征，脉络膜厚度与眼轴长度呈负相关，这表明脉络膜厚度可能是预测眼轴延长的长期变化的生物标志物。研究显示，眼轴长度每增加1mm，脉络膜厚度就会减少约26μm。由于脉络膜主要是一种能够快速改变血流的血管化结构，因此脉络膜厚度的变化被认为与脉络膜血管性的变化有关。

然而，脉络膜在眼部生长和屈光发育中的作用机制尚不清楚。有学者提出，脉络膜位于视网膜和巩膜之间，因此它充当了将视网膜信号分子或生长因子从视网膜传导到巩膜的通道。除离焦的影响外，下列几个因素都会导致脉络膜厚度的变化：①毒蕈碱受体拮抗剂，如后马托品和阿托品；②多巴胺受体激动剂，如阿扑吗啡和喹吡罗；③调节及光照的增加。

1.4.5　巩膜的变化

巩膜被认为是眼部的骨架，它构成了眼球的外层。巩膜由胶原纤维和成纤维细胞组成，有助于细胞外基质（extracellular matrix，ECM）的产生和维持。作为眼外肌的附着物，巩膜为视神经、眼间结构的神经、动脉血供、静脉引流和房水引流提供通道，因此它也被认为可以作为机械屏障来中和眼压的短期波动。巩膜结构和功能的紊乱可导致屈光发育的改变。近视眼的眼球增大与巩膜的逐渐变薄有关。巩膜的整体变薄与胶原纤维束变薄、黏多糖和胶原含量的减少，以及单个胶原纤维（尤其是小直径纤维）的大小有关，从而导致近视眼的巩膜生化改变。由于睫状体的纵向纤维与巩膜相邻并平行，筋腱连接巩膜和脉络膜的赤道部，并向前延伸至巩膜突，因此在近距离工作时持续的调节会导致巩膜前部尤其是巩膜突后3mm处变薄。此外，高度近视眼的鼻侧区域前巩膜矢高高于正视眼，这表明高度近视眼的眼前段形状不同。进一步的证据显示，巩膜下前方的厚度随着近视度数的增长而变薄。

1.4.6 近视的光学、生物力学和神经机制

调节是任何近距离工作活动的基本组成部分，它被定义为眼睛改变其屈光力以看清不同距离物体的能力。在调节过程中眼球发生的结构变化包括晶状体的形状变化（主要是前表面变得更加弯曲，而后表面变化不大）、晶状体的中心厚度增加、赤道直径减小及晶状体体积随着表面积的减少保持不变。调节响应反映了晶状体在响应刺激（调节需求）时屈光度的变化。在近距离观看的条件下，如果调节响应低于调节需求，就会产生一种被称为调节滞后的误差；如果调节反应高于调节需求，则会产生一种被称为调节领先的误差。

鉴于近距离工作在近视形成中的重要作用，近距离工作期间的调节被认为是眼球生长的潜在原因。此外，还有其他几种非调节机制也可以解释近距离工作在近视中所起的作用。下面讨论了所有与近距离工作和近视相关的理论（图1.6）。

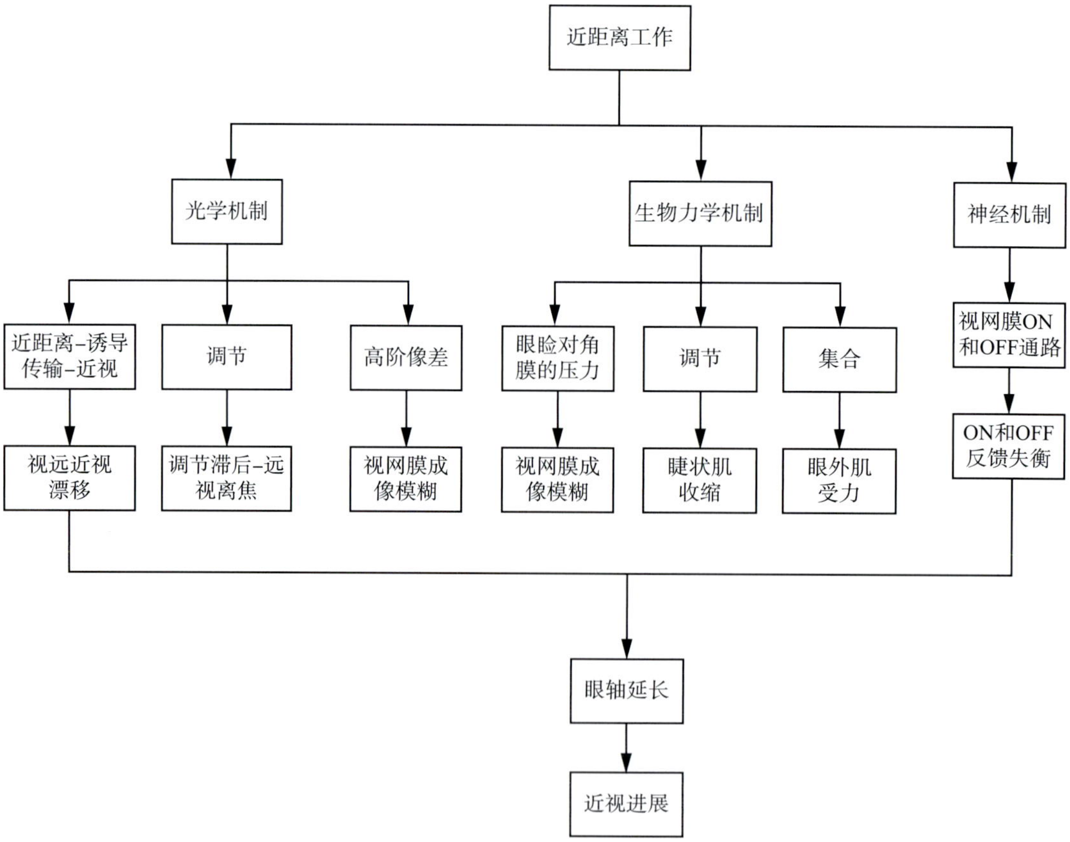

图1.6 与近距离工作和近视有关的各种理论的流程图

1.4.6.1　调节滞后理论

近视和近距离工作期间造成的调节滞后引起的视网膜中央远视离焦有关，调节滞后理论表明，这种远视离焦可能会驱动眼部生长（图 1.7）。基于对多种动物（包括豚鼠、小鸡和猴）的研究结果，慢性视网膜模糊会触发轴向延长以补偿模糊的视觉刺激。事实上，近视眼相较于非近视眼，具有更明显的调节滞后（即对于模糊产生的调节反应降低），这支持了近视眼在近距离工作时经历更大程度的远视性模糊的理论，这可能导致过度的眼轴延长。有证据表明，使用双光镜和渐进镜（progressive addition lense，PAL）的儿童与使用单光框架眼镜的儿童相比，近视进展度数更少。然而，到目前为止，关于调节滞后与近视进展之间关系的共识一直存在争议。少数研究指出调节滞后与近视进展存在关联，少数研究认为成人近视进展程度的加剧与低调节滞后相关，也有研究发现调节滞后与近视之间没有显著关联。研究表明，调节滞后可能是近视的结果，而不是原因，因为在最终变为近视和正视的儿童中，调节滞后在近视发生前和近视发生期间的差异并不显著。

虽然人们认为施加于中心凹区域的视觉刺激可以引发调节反应，但也有证据表明，施加于周边视网膜的视觉刺激也可以产生调节反应（在没有中央视觉刺激的情况下），称为周边调节。研究表明，眼睛对视物目标的调节反应随着注视偏心度（5°、10° 和 15°）的增加而降低。此外，有人推测，当视物图像很好地聚焦在视网膜上时，旁中心凹图像会成像在视网膜前，此时眼睛会放松以促进图像靠近视网膜，这反过来会导致调节滞后，并可能引发近视。

1.4.6.2　机械张力理论

该理论表明调节过程中眼前节的睫状体或晶状体产生的“机械应力”或“力”通过限制眼赤道部的生长来达到眼球整体不再可能成比例扩张的临界点，进而加速眼球轴向生长（图 1.7）。调节可以通过对脉络膜或巩膜的作用或对两者的结合作用来促进眼部生长。睫状体的纤维向后延伸至脉络膜，因此调节过程中睫状体的收缩（睫状体 - 脉络膜张力）会导致脉络膜向前牵拉、巩膜周长减小，从而促进眼轴延长。几项针对人体的临床研究发现，眼轴显著的短暂延长和脉络膜厚度变薄与近距离工作具有相关性，这支持了机械张力理论。研究发现，持续性调节会导致视网膜周边相对屈光度出现远视性漂

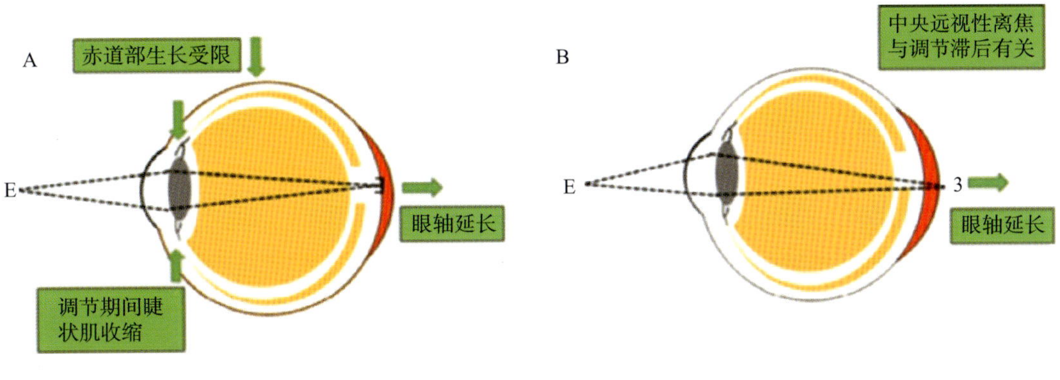

图 1.7　机械张力理论（A）和调节滞后理论（B）示意图

移，这意味着睫状肌对脉络膜的机械作用会导致眼球形状在调节过程中变得更加扁平。进一步的证据表明，调节可导致巩膜前段显著变薄，特别是在巩膜突后3mm处。与正视眼相比，这些变化在近视眼中更为突出。

1.4.6.3 高阶像差

调节反应和高阶像差被证明在近距离工作时受到向下注视的影响。近距离工作期间角膜光学的变化被认为是近距离工作与近视发展之间的可能联系。研究发现，在近距离向下注视时，角膜散光和高阶像差会发生变化，这会显著影响视网膜图像的质量。这些变化很可能是眼睑对角膜表面的压力造成的。

高阶像差的大小和符号，特别是负球差，被认为能给视网膜提供方向性线索，从而引导眼部发生代偿性生长以提高视网膜成像质量。另外，正球差被认为可以防止近视进展，因为它可以减少近距离工作期间因调节滞后而引起的远视离焦，并改善视网膜图像质量。据报道，在一项针对中国学龄儿童的研究中，近视进展速度较快（每年≥0.50D）的儿童的高阶像差明显高于近视进展速度较慢（每年＜0.50D）的儿童，这表明高阶像差可能是近视进展的危险因素。此外，有研究表明，视网膜图像的光学质量随着近视程度的增加而降低。

1.4.6.4 视近致短暂性近视

近距离工作诱导的短暂性近视被定义为在长时间或持续的近距离工作后立即发生的近视漂移。有研究表明，NITM在持续一段时间的近距离工作后，会立即对视远产生近视性模糊，并延迟回退到基线状态，这可能导致永久性近视。与正视眼相比，近视眼表现出更大程度的近视漂移。迟发性近视的NITM回退时间比早发性近视在较短的近距离工作时间后回退到基线水平的时间更长。进展性近视的NITM水平往往高于稳定性近视眼和正视眼。NITM的表现与自主神经系统的交感通路有关。自主神经系统有两条通路：①副交感神经通路，支配瞳孔括约肌和睫状体的毒蕈碱受体（M3），导致睫状体收缩；②交感神经通路，具有α_1和α_2受体，导致瞳孔散大，β_1和β_2受体导致调节抑制。目前的假说认为，NITM可能是由于交感神经输入的缺陷（导致延迟回退到基线状态），也可能是由于副交感神经和交感神经通路的缺陷，因为它们以互补的方式起作用。

1.4.6.5 集合和眼外肌的作用

这一理论表明，眼外肌在近距离工作时产生的应力可能会导致眼轴延长。在集合过程中，来自直肌和斜肌的机械压力被认为是眼部生长的一个可能原因。鉴于后极的巩膜硬度仅为前极的62%，斜肌可能会对后巩膜施加足够的局部张力，由于其附着位置位于眼球后部（靠近视神经），从而引起轴向延长。也有假说认为，在调节过程中，眼外肌赤道处的机械应力大于睫状肌收缩力。眼轴长度随着鼻下方注视时间的延长而延长，这一变化在近视眼中比正视眼中更明显。相较于原位注视，无头动性眼动的向下注视会导致眼轴延长的程度增加，这表明向下方注视时眼轴长度的变化是由于眼外肌尤其是斜肌的影响。最近有研究发现，近视眼的内直肌明显比正视眼的内直肌更薄，在双眼注视的情况下持续性的压力可能影响前巩膜形态，这反过来可能导致与近视发生或进展相关的眼睛不对称生长。

1.4.6.6　ON-OFF通路的作用

视网膜神经节细胞具有圆形感受野，分为ON-中心/OFF-周边和OFF-中心/ON-周边两种模式。ON-中心细胞的特性表明，当一个小的光环落在细胞中心时，它会导致细胞膜的去极化，从而激活细胞；当光呈现在细胞周围时，就会发生细胞的抑制作用，而不影响细胞中心。相反，OFF-中心细胞在细胞周围的光刺激下发生去极化，即中央刺激的抵消。在缺乏ON或OFF通路信号的小鸡和小鼠中进行的实验表明，ON通路的活性代表了眼睛生长的抑制信号，而OFF通路可能是刺激信号。基于这些信息，最近的临床研究报道，在白色背景下阅读黑色文本会过度刺激OFF通路，导致脉络膜明显变薄；而在黑色背景下阅读白色文本会过度刺激ON通路，导致脉络膜明显增厚。

1.4.7　遗传和其他因素在屈光发育中的作用

近视性屈光不正发生发展的危险因素大致可分为遗传因素和环境因素。有强有力的证据表明遗传病因在近视发展中的作用。有研究表明，近视的遗传率可能为60%～80%。MYP1是一种近视相关基因位点，是较早被发现与高度近视相关的基因位点之一。迄今为止，已发现200个与近视性屈光不正相关的基因位点。父母近视史被认为是近视儿童近视发生和更快进展的危险因素。据报道，父母双方都近视的儿童发生近视的风险是父母一方近视的儿童的2～3倍，而父母一方近视的儿童发生近视的风险是父母双方都不近视儿童的1.5倍。有研究表明，父母双方都近视的儿童在单光眼镜和阿托品的治疗下近视进展迅速，父母一方近视的儿童，其近视进展比前者慢，但比父母双方都不近视的儿童的近视进展快。

尽管有一些迹象表明遗传与近视之间存在关系，但不能将过去几十年快速上升的近视患病率仅仅归因于遗传影响，尤其是在特定人群或特定地区中观察到如此急剧的患病率上升时。除近距离工作外，还有其他因素，如更近的阅读距离（＜30cm）、更长的连续近距离工作时间（超过30～45分钟）、阅读时的姿势和注视角度、户外活动时间、教育水平、智力、地域（农村与城市）、注视数码屏幕时间、体育活动水平、社会经济地位、身材体型及出生低体重，上述因素已被确定与近视的发生和（或）进展有关。

本章要点

1.近视的患病率、发病率和进展因地区和种族而异。

2.视网膜能够探测到视网膜图像离焦，并通过一系列复杂的分子和生化机制，于眼内独立且局部地调节眼球生长。

3.来自视网膜周边的视觉信号对视觉诱导性的眼球生长和相应的屈光发育至关重要。

4.视网膜的形状和视网膜周边离焦的分型与程度都可能对近视的发生及发展有潜在的作用。

5.已知光学、生物力学和神经机制在近视发生和发展中起作用。

6.眼的生长不仅仅是沿着视轴发生明显改变，眼的扩张还可以按照任何已提出的模型和模式发生。

（陈晓航　译　刘陇黔　审校）

第2章 延缓近视进展干预措施的最新进展

Padmaja Sankaridurg

鉴于近视患病率增加所带来的负担，人们对近视进展的管理意识逐渐增强。如第1章所述，在许多东亚和东南亚国家，近视已成为流行病。视力损害可能由未矫正或欠矫正的近视，以及与高度近视相关的威胁视力的并发症引起。对于个人来说，近视的终身性导致医疗支出负担随着近视程度和并发症的增加而增加。此外，未矫正和矫正近视都可能对患者的生活质量带来影响，具体取决于干预措施的类型。总体而言，直接健康保健支出和生产力损失方面的社会成本是显著的。

目前，我们对近视发生发展机制的认识涉及遗传和环境因素。涉及遗传的证据包括父母近视的人发生近视和近视进展的风险更高，双胞胎屈光不正的高遗传性和连锁研究，以及与屈光不正相关的*GWAS*基因位点的确认。重要的是，环境暴露似乎具有显著的风险，城乡位置、社会经济地位、教育程度和某些职业影响着近视发生和发展的风险。关于环境风险因素，早期研究集中在近距离工作方面，而最近的研究数据表明，户外活动可能更重要；户外活动减少会增加发生近视的风险。针对近视发生发展的科学研究在不断发展，令人鼓舞的是，人们对降低近视发生的风险和控制近视进展的策略方面产生兴趣，使得一系列延缓近视进展的环境、药物和光学策略相继问世。与这些干预措施有关的有效性研究数据已被广泛发表。在本章中，笔者总结了延缓近视进展的药物和光学措施（图2.1）。早期延缓近视的方法主要集中在减轻由调节功能障碍引起的远视性离焦，如渐变附加多焦镜和阿托品。近期有证据表明，周边视网膜和周边视网膜的离焦状态在近视的发生发展中起着重要作用，新一代干预措施的研发旨在减少周边视网膜远视性离焦，包括周边离焦框架眼镜、周边离焦接触镜和角膜塑形镜。延缓近视进展的手术方法，如后巩膜加固术、球周注射巩膜加固术和巩膜胶原交联术在本章中未涉及。

2.1 延缓近视进展：药物措施

迄今为止，用于延缓近视的药物包括：①毒蕈碱受体拮抗剂——阿托品、哌仑西平和托品酰胺；②黄嘌呤衍生物，如甲基黄嘌呤和咖啡因；③降眼压制剂，如噻吗洛尔。

其中，哌仑西平是一种选择性M1受体拮抗剂，与安慰剂对照相比，近视延缓率可达50%，且副作用比目前更广泛使用的阿托品更少（瞳孔散大出现率比阿托品更少）；但是尽管它最初取得了一定成效，人们却不再使用它控制近视。同样，有一份研究报告

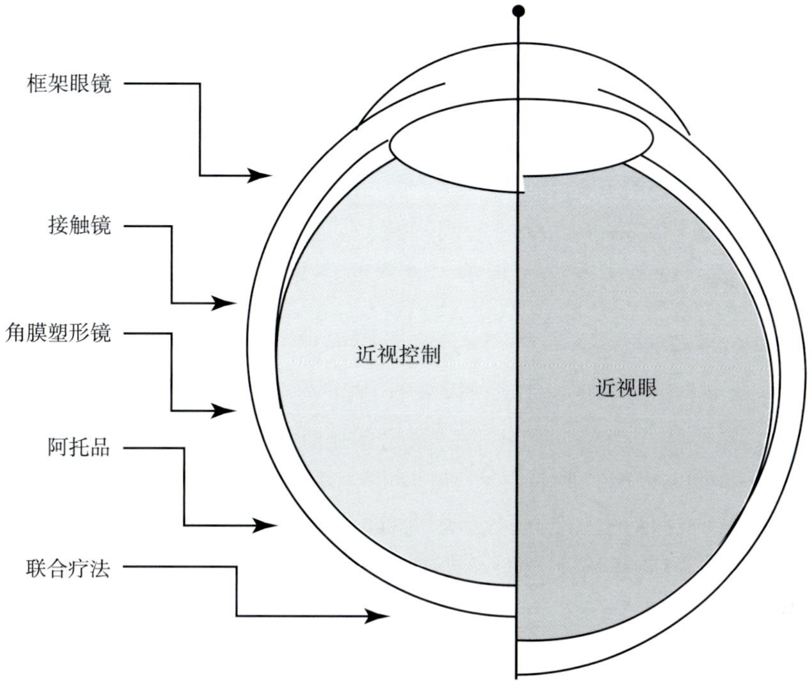

图2.1　控制近视的各种方法示意图

提出夜间滴用1%托品酰胺可延缓近视，放松睫状肌可能是其延缓近视的机制；托品酰胺组中，29%的眼睛近视进展 > 0.50D，而对照组为63%。然而，该研究是非随机的，且试验组与对照组的年龄、屈光不正程度和治疗持续时间等通常考虑的因素均不匹配。

噻吗洛尔是一种降眼压药，被认为可以发挥生物力学作用，通过降低眼压，减少眼球的拉伸，从而降低眼轴增长的风险。虽然部分研究观察到，通过噻吗洛尔降低眼压的眼睛近视进展变慢，但其他研究却发现，尽管眼压降低，却并没有证据表明近视进展得到延缓。

近视儿童口服7-甲基黄嘌呤（400mg）24个月，可延缓眼轴增长，但不影响等效球镜度的变化；此外，较短的服用时间（12个月）似乎并没有带来明显益处。7-甲基黄嘌呤通过增加胶原浓度和胶原纤维直径，重塑后巩膜而发挥作用。在灵长类动物和家兔中，7-甲基黄嘌呤可减少远视性离焦引起的轴性近视。此外，局部注入咖啡因，为另一种黄嘌呤衍生物，其降低了灵长类动物眼球对远视性离焦响应的可能性。然而，在最近对雏鸡的研究中，7-甲基黄嘌呤对形觉剥夺性近视或视网膜多巴胺系统并无影响。

在药物干预措施中，阿托品（一种非选择性胆碱受体拮抗剂）仍然是唯一被广泛使用的药物。几个世纪以来，阿托品一直用作散瞳剂，但19世纪后期，人们发现它还可以控制近视。在最初的试验中，阿托品的浓度较高，1.0%或0.5%，其在延缓近视进展中非常有效；然而，使用较高浓度的阿托品会伴随瞳孔直径增大、固定和调节麻痹。此外，高浓度阿托品停药后会出现反弹。在ATOM研究中，儿童随机分配至1%阿托品或安慰剂组，仅在一只眼睛中接受药物治疗，2年后观察到试验组近视进展显著减少；然而，在随后的1年洗脱期，近视出现明显反弹。

因此，人们开始对低浓度阿托品开展研究（0.1%～0.01%），低浓度阿托品降低了副作用和反弹的风险，因此受到青睐。在最近的一项荟萃分析中，研究者对瞳孔直径增加和调节幅度减小的程度进行量化，发现0.1%及以上浓度的阿托品可产生显著影响（调节幅度降低＞10D，瞳孔直径增加＞2mm），而低浓度阿托品带来的影响要低得多。阿托品的近视控制效果也有剂量依赖性；尽管阿托品的近视控制效果显著，但浓度越低，效果越差。目前，近视控制中，越来越多地考虑0.01%～0.05%的浓度范围。0.01%阿托品的使用存在一些争议；在ATOM 2研究和最近进行的LAMP研究中，虽然0.01%阿托品显著延缓了等效球镜度的进展，但眼轴增量与对照组相比变化并不显著。虽然有这些发现，但是0.01%的阿托品仍然是目前最广泛应用的浓度。阿托品的近视控制效果在亚洲人群中被广泛研究和评估，因此其在虹膜较浅的欧洲人群中的效果受到质疑；然而，最近的研究表明，阿托品在其他种族中同样有效。

尽管阿托品被广泛使用，但其延缓眼轴增长的机制仍不明确。在早期的研究中，人们认为阿托品作用于睫状体的平滑肌，减弱了眼睛的调节功能。然而，切断视神经或视神经核损伤导致调节功能丧失，却并未抑制近视的发展；此外，阿托品可以抑制缺乏毒蕈碱受体雏鸡的近视。更多最新的研究认为其机制可能源自阿托品对视网膜、脉络膜和巩膜的作用。例如，使用阿托品可增加中心凹和旁中心凹的脉络膜厚度，阿托品可抑制远视性离焦引起的脉络膜变薄。巩膜作为一个潜在的作用位点也被探索过。阿托品能抑制鸡巩膜细胞外基质中糖胺聚糖的合成，且实时荧光聚合酶链反应显示，除透镜诱导性近视外，结膜下注射阿托品后小鼠巩膜M1、M3、M4受体mRNA水平均上调。尽管有这些研究，阿托品延缓眼轴增长的机制仍不清楚。

使用阿托品时，需同时使用光学矫正，如眼镜或接触镜来矫正视远屈光不正。此外，较高浓度的阿托品可能需要配戴近附加和（或）光致变色眼镜来解决近视力问题和畏光。

2.2 延缓近视进展：光学措施

早期的近视控制光学策略主张欠矫；然而，在临床对照试验中，欠矫对近视进展没有控制作用或反而加速近视进展。延缓近视进展的光学干预手段，即特殊设计框架眼镜、接触镜和角膜塑形镜，旨在减少中央和（或）周边视网膜的远视性离焦/模糊。

2.2.1 基于框架眼镜的干预措施

基于框架眼镜的近视控制措施包括：①渐变附加多焦镜（PAL）；②外周非球面渐变附加镜（PA-PAL）；③周边离焦框架眼镜（peri-def）；④添加或不添加棱镜的一线双光镜（exec bifocal）；⑤多点离焦（DIMS）或非球微透镜框架眼镜。

早期用于控制近视的框架眼镜，如双焦镜和（或）渐变附加多焦镜，旨在减少过度近距离用眼导致的调节滞后或调节功能障碍。然而，对照设计良好的临床试验发现这些镜片的近视控制效果有限。也有一些例外，一项针对添加和不添加棱镜的一线双光镜的研究结果显示，其近视控制效果高达54%，低调节滞后亚组的效果更好。

近年来，与近视进展相关的理论和机制主要聚焦离焦在周边视网膜中的作用。动物模型研究显示，在中心凹功能丧失的情况下，周边视觉信号可以引导正视化，周边视网膜的形觉剥夺/远视离焦会诱导中央发生近视性屈光不正。由于近视眼眼球的扁长形态，使用单焦镜矫正近视时会导致周边视网膜远视性离焦。这一认知促进了新一代眼镜镜片设计的发展，旨在减少周边视网膜远视性离焦。临床试验发现，早期的设计疗效有限。这类镜片通常包含一个中心部分/区域，用于矫正近视性屈光不正；环绕中心区域，比镜片中心区域的屈光力相对更正，并且向镜片周边逐渐增加正性屈光力。最新的镜片设计在中心区周围附加了多个微透镜，而不是像早期连续平滑的屈光设计；这些微透镜的屈光力为正。这些透镜包括多点离焦镜片（defocus incorporated multiple segment，DIMS；每个微透镜直径约1.00mm，屈光力比镜片基础光度多＋3.50D）和高非球微透镜镜片（每个微透镜直径约为1.2mm，非球面设计）。为期2年的临床研究结果显示，DIMS镜片的近视控制效果显著，近视进展延缓率达60%。同样，为期1年的临床研究结果显示，高非球面微透镜镜片能够显著延缓近视进展；与对照组相比，等效球镜度的进展减少67%，眼轴增长延缓64%。相比之下，低非球微透镜的近视控制效果略低（等效球镜度延缓率为41%，眼轴增长延缓率为31%）。

虽然配戴框架眼镜非常便捷，但由于近视控制类眼镜镜片的设计特点，可能会对部分视功能产生影响。还应注意的是，既往的大多数循证证据都来自低中度近视的临床研究；这类镜片对高度近视的控制效果还有待探索。

2.2.2　基于接触镜的干预措施

20世纪90年代，早期对硬性透氧性接触镜（rigid gas permeable lens，RGP）的研究发现，近视进展的延缓与接触镜引起的角膜曲率平坦无关。然而，后续设计良好的临床试验并未证实RGP可以控制近视。

重要的是，近年来，许多临床研究的结果证实，多焦或类似多焦设计的软性接触镜可以延缓近视进展。这类镜片在文献中被称为多焦镜、双焦镜、离焦设计软性接触镜、梯度离焦接触镜和连续视程型接触镜。这些镜片的光学区包括：①矫正视远屈光不正的区域；②一个或多个比视远处相对更正的区域。相对更正的区域被设计来诱导近视性离焦，并且可以围绕镜片中心远矫正区呈同心圆分布。另一种方法是，接触镜的基础屈光度矫正视远屈光不正，屈光力更正的环形区域和远矫正区域交替出现。在一些设计中，相对更正的屈光力也存在于镜片中央光学区。虽然控制近视所需的“相对正度数”的大小尚不清楚，但临床研究证实，使用＋2.00D及以上附加光度的软性接触镜可有效延缓近视进展。最近一项为期3年的双盲临床试验发现，与中附加（＋1.50D）多焦软镜相比，高附加（＋2.50D）多焦软镜能更有效地延缓近视进展（等效球镜度增量为-0.60D vs -0.89D vs -1.05D，眼轴增量为0.42mm vs 0.58mm vs 0.66mm）。

在随机临床试验（持续时间1～3年）中，这类接触镜延缓近视的效果为20%～77%。虽然这类镜片用于近视控制通常是超适应证使用，但有一些接触镜设计已经被监管机构批准用于控制近视。MiSight® 接触镜已获得美国食品药品监督管理局（Food and Drug Administration，FDA）批准，可用于控制8～12岁儿童的近视进展；在3年的随访期内，与单焦接触镜相比，MiSight接触镜可以显著延缓近视进展（等效球镜度和眼轴增长分别延缓59%和52%，等效球镜度延缓量约为0.75D）。一项独立的随机临床试验也发现，与单焦框架眼镜相比，MiSight® 接触镜的等效球镜度和眼轴增长分别减缓39%和32%。此外，MYLO接触镜（Mark'ennovy，西班牙）和Natural Vue® 接触镜

（Visioneering Technologies，美国）是专门用于控制儿童近视的产品，虽然它们被称为连续视程型接触镜，但它们的镜片设计明显不同。MYLO接触镜植入了高阶像差，镜片光学区内的屈光力分布是非单调非周期性变化的；而Natural Vue接触镜则围绕镜片中心区植入屈光度较高的正性屈光力环，以产生针孔效应，从而延长焦深。

2.2.3 角膜塑形镜

近年来，过夜配戴的逆几何设计硬性高透氧性接触镜获得了广泛应用；近视患者过夜配戴这类镜片后，角膜得到重塑，白天不需要使用任何光学矫正方法就可以获得良好的视力。此外，设计良好的临床研究结果显示，这类镜片可以延缓近视进展。过夜配戴这类镜片后，由于角膜上皮组织的重新分布，角膜形态得到重塑——角膜中央变平，中周部变陡。这类镜片控制近视的机制可能是：①角膜塑形后减少了周边视网膜的远视性离焦；②改变了眼球的像差。据报道，瞳孔较大的眼睛配戴角膜塑形镜后，近视控制效果更好，研究者认为，瞳孔越大，周边视网膜的远视性离焦减少更显著。有循证证据表明，角膜塑形镜的近视控制有效率为30%～63%。角膜塑形镜对高度近视和中高度散光患者也有效；然而，对于高度近视，由于所用的角膜塑形镜目标降幅为-4.00D，因此要求受试者日间配戴单焦框架眼镜矫正残余屈光不正。但是，一项长期研究表明，配戴角膜塑形镜的长期有效性可能会逐渐减弱。有研究报道，在近视进展期停止配戴角膜塑形镜可能导致近视进展或近视反弹；然而，研究结论并不一致。

2.2.4 联合疗法

近视管理的联合疗法已使用多年，并不新颖，但其目的是为了改善配戴者的体验，而不是提高疗效。例如，使用较高浓度的阿托品时需要配戴渐变镜；框架眼镜和接触镜联合使用，以便患者在一天结束时摘下接触镜后配戴框架眼镜。近年来，人们通过联合阿托品和光学方法，尤其是角膜塑形镜，从而提高近视控制效果。评估阿托品（0.01%～0.125%）联合角膜塑形镜的临床试验发现，与单独使用角膜塑形镜（单一疗法）相比，联合疗法效果更佳。与单一疗法相比，近视控制效果提升5%～50%。联合疗法提高近视控制效果的机制尚不完全明确，但可能的机制包括：①使用阿托品导致瞳孔变大，进一步提高了角膜塑形镜产生的近视性离焦；② 阿托品和角膜塑形镜通过不同的途径起作用，因此提供了一种叠加效应；③较大的瞳孔允许更多的紫光照射，被认为可以延缓近视进展。

这些研究数据让人们看到希望，并为近视进展快和因副作用无法使用高浓度阿托品的近视患儿提供了另一条途径。然而，联合疗法需要眼保健从业人员和患者付出更多的精力，且多种方法的协同使用可能会影响患者的依从性。

2.3 预防近视的发生

目前，预防近视发生的方法较少，主要是环境策略，如增加户外活动时间。尽管存在大量近距离工作或父母近视等风险因素，每周10～14小时的户外时间仍可降低近视发生的风险。最近的一项荟萃分析发现，户外活动时间的增加与近视发生率的降低存在负相关关系；每天增加约80分钟的户外活动可使近视发生的风险降低约50%，而60分钟的户外活动可使近视发生的风险降低约45%。户外活动预防近视的机制尚不完全清楚。随着光亮度的提高，多巴胺分泌增加，以及焦深的改善等诸多因素被认为有一定作用。此外，尚不清楚一天中的某些时间是否比其他时间预防近视更有效（如中午与早上），以及持续在户外活动与间断的多次户外活动效果是否不同。有一些研究表明，间断的多次户外活动可能与连续户外活动一样有用。

一项研究显示，0.025%的阿托品能有效预防近视前期儿童的近视发生；使用低浓度阿托品预防近视在ATOM3研究中也进行了探索，但结果尚未发表。

2.4　长期有效性、反弹和副作用

在过去的20年里，近视控制领域取得了重大进展。尽管近年来这些治疗方法中的许多策略仍然是超适应证使用（特别是多焦软性接触镜和阿托品），但某些产品获得了美国FDA和欧盟安全（Conformite Europeenne，CE）认证。虽然这对未来的近视控制策略融入主流实践是有益的，但最大限度地提高疗效、使相关副作用最小化将促进这些近视控制方法的成功应用。目前这些方法的长期疗效数据是模棱两可的，需要进一步的验证。虽然一些试验表明，在治疗的最初几个月疗效显著，随后疗效逐渐减弱，但其他试验显示，每年的疗效都是一致和稳定的。一种近视控制策略的长期有效性可能受多种因素影响，疗效数据因受试者年龄、依从性、脱落和停用，以及缺乏长期研究而混淆。

反弹，在停止使用近视控制方法后，近视的进展速度更快是一个问题，因为它会导致近视的进展加剧。此外，它还使近视管理的付出（近视管理中付出的时间、眼保健从业人员的努力、患者的生活质量）获益逆转或最小化。虽然已明确阿托品控制近视可能会发生反弹，但反弹的机制尚不清楚。幸运的是，在较低的阿托品浓度下，反弹似乎很轻或不明显。此外，现在有一些临床范例可以降低停药后反弹的风险。建议将阿托品的使用持续至青春期晚期/成年早期和（或）逐步减少浓度/使用频率并监测近视进展，以减少反弹的风险。同样，人们也担心停用光学策略是否会出现反弹；然而，证据是模棱两可的。在一项双眼分别配戴角膜塑形镜和RGP镜片的研究中，从角膜塑形镜换至RGP镜片的眼睛的眼轴增加变快，增长速度与配戴RGP镜片的眼睛相当。然而，从渐变多焦镜或近视控制镜片换至单焦镜片后，近视没有反弹。

阿托品的眼部副作用包括瞳孔散大导致畏光和眩光症状，调节麻痹导致近视力下降，增加皮肤潮红、干燥和过敏反应。使用多焦框架眼镜和接触镜可能会影响视觉质量，这种影响可能因镜片的设计类型而异。例如，使用渐变多焦镜可能会导致周边视野泳动和扭曲，而使用多焦接触镜可能会引起物像模糊和重影。虽然一些与视力相关的抱怨可以通过适当的调整来解决，但它们可能会导致近视控制效果下降。此外，使用软性接触镜和角膜塑形镜也存在发生并发症的风险，如细菌性角膜炎和角膜浸润，尽管这些并不常见。对于软性接触镜，使用日戴和日抛的配戴方式可以将风险降至最低，重要的是，青少年配戴接触镜发生并发症的风险与成年配戴者并无不同。

2.5　对近视控制反应不佳的情况

使用阿托品控制近视时，反应不佳与阿托品的浓度有关。即使使用最高浓度1%的阿托品，仍有约12%的患儿每年近视进展 > 0.5D。这些儿童往往年龄更小，父母近视的可能性更大，基线时的等效球镜度也更高。使用0.05%的阿托品，17% ~ 28%的患儿

1年近视进展 > 0.5D。而0.01%阿托品组，超过50%的患儿1年近视进展至少0.5D，约13%的患儿每年近视进展至少1D。2年后，使用0.05%、0.025%和0.01%的阿托品组别中，分别约有9%、7%和19%的患儿近视进展超过2D。

使用MiSight®接触镜，配戴3年后，18%的患儿近视进展超过1.0D。对于光学干预，有报告称配戴依从性差会导致较差的疗效。不同的接触镜附加疗效比较结果显示，高附加会带来更好的近视控制效果。

2.6 近视的临床处理

2.6.1 近视进展的危险因素

虽然每一个近视患者都可能从近视控制中获益，但那些近视进展风险较高的人可能需要更积极的控制策略和（或）更频繁的随访，以确保他们的近视进展能得到适当的控制。对于已经近视的患者，可以采用一些既定的标准来评估患者的近视进展风险状态。近视发生的年龄是一个有用的预测指标，那些在较小年龄发生近视的人更有可能在成年后发展成为较高度数的近视。遗传因素（如父母是否近视）和环境因素（如上学年龄较早）可能在早发性近视中起到一定作用。然而，不管潜在的机制如何，年龄较小儿童的年近视进展速度更快。

种族也有助于确定近视进展风险，与欧洲白种人儿童相比，亚洲儿童的近视年进展速度更快。此外，女性近视进展更快。同样，研究发现父母近视也会影响孩子的近视进展——父母双方都近视的患者比父母都不近视的患者进展速度更快。

虽然在早期的研究中，周边视网膜远视性离焦与更快的近视进展有关，但这种联系很弱。然而，最近的数据表明，周边视网膜屈光状态不对称的眼睛近视进展的风险较小。虽然人们认为内隐斜、调节滞后和功能障碍会影响近视进展，但一些研究表明，近视进展与调节滞后没有关系。视网膜变性和营养不良等相关综合征可能与更快的近视进展有关；然而，在这些病种中，近视控制策略所起到的作用尚未被探明。

虽然人们认为部分生活相关因素（如视近工作距离和电子屏幕使用时间）与近视进展有关，但它们与近视进展的关系尚不明确。近距离工作负荷增加和阅读距离变近是近视进展的危险因素。年幼的学龄儿童、大学生和需要近距离工作活动的职业，如显微镜工作者，有更高的近视进展风险。

有趣的是，在一项较大儿童的队列研究中，晚睡被发现是近视进展的危险因素，与年龄、性别和城乡位置无关。

2.6.2 眼部检查

对患儿进行风险评估后，应进行视力检查、双眼视功能、眼前节健康情况、睫状肌麻痹验光和眼后节健康情况评估。此外，根据近视控制策略的类型和需要，部分检查（如角膜地形图、瞳孔直径和周边视网膜屈光度检查）可能是必要的。在各种评估中，睫状肌麻痹验光是非常重要的，因为已证实非睫状肌麻痹验光可能会高估近视，特别是对年幼的儿童。此外，在可用的情况下，使用光学生物测量仪来测量和监测眼轴长度是有用的。新一代光学测量仪的准确性和可重复性都比屈光检查更高，因此在检测近视进展中非常有用。对于过敏性结膜炎和春季卡他性结膜炎等情况，外翻眼睑和眼睑结膜检查，彻底检查眼部健康情况是很重要的。这种情况在儿童中更为常见，并可能影响接触镜、角膜塑形镜和（或）阿托品的应用。

2.6.3　选择治疗方案，设定切合实际的目标，并进行随访

表2.1总结了各种近视控制策略及其延缓近视进展的有效性。近视控制策略的选择并不仅仅考虑方法的有效性，还受到多因素的影响，包括患者的年龄、近视发生的特点、近视进展速度、动机、经济承受能力、治疗可及性、生活方式和文化因素。一旦选择了合适的近视控制策略，对于医师来说，教育家长和（或）患儿是很重要的。尽管控制近视的方法可以一定程度地延缓近视进展，但近视仍可能会进展。百分位数图和近视计算器有助于证明使用或不使用近视控制策略的近视进展风险。然后，根据所选择的近视控制策略讨论潜在的风险和获益，以及是否需要其他辅助措施。例如，使用阿托品控制近视时，根据所选择的浓度，可能需要使用渐变多焦镜和（或）光致变色镜来解决近视力下降和畏光相关的症状。使用光学策略时，由于接触镜的多焦性或特殊设计框架眼镜的周边光学效应，视觉质量可能并不太好。

表2.1　延缓近视的干预措施

	软性接触镜	框架眼镜	角膜塑形镜	阿托品	联合疗法（阿托品＋角膜塑形镜）
镜片设计	• 镜片中央区矫正视远屈光不正，周边屈光度（治疗区）更正，近附加度数≥＋2.00D • 镜片光学区屈光度非单调非周期性分布 • 镜片远矫正区和相对更正的屈光区以同心圆形式交替存在 • 镜片中央区矫正视远屈光不正，从中央到周边屈光度逐渐变得更正 • 镜片中央区和周边区都有相对更正的屈光度	• 渐变附加多焦镜 • 添加或不添加棱镜的一线双光镜 • 中央区矫正视远屈光不正，周边屈光度相对更正 • 中央区矫正视远屈光不正，中周部有多个相对更正的微透镜 • 中央区矫正视远屈光不正，中周部有多个环状非球设计	逆几何设计	不适用；常用浓度0.01%～0.05%	角膜塑形镜联合阿托品
建议的使用频率	每天配戴	每天配戴	每天配戴	每天睡前一滴	每天配戴＋每天睡前一滴

续表

	软性接触镜	框架眼镜	角膜塑形镜	阿托品	联合疗法（阿托品+角膜塑形镜）
与对照组（单焦镜或安慰剂）相比，近视延缓率	等效球镜度延缓率为21%～72%	等效球镜度延缓率为11%～67%	眼轴延缓率为30%～63%	等效球镜度延缓率为27%～67%（0.01%～0.05%阿托品）	与单独使用角膜塑形镜相比，眼轴延缓率提升5%～50%
副作用/并发症	可能导致主观视觉不适，如重影、光晕；可能有接触镜相关并发症的风险，如角膜浸润、细菌性角膜炎	可能导致主观视觉不适，如周边泳动、扭曲变形和（或）视觉质量不佳	可能导致主观视觉不适——角膜重塑后带来的重影、光晕；可能有接触镜相关并发症的风险，如角膜浸润、细菌性角膜炎	眩光、对光敏感及近视力下降；药物过敏反应和增加的光线暴露	所有角膜塑形镜和阿托品相关的副作用

一旦开始控制近视，患儿应在最初几周内进行首次检查，以确保他们对所选择的方法感到舒适，并确保他们最初的期望得到满足。建议在第1年里，每3～6个月随访一次。第一年的进展情况可以帮助确定后续几年的控制近视计划。

如果需要停止控制近视，应考虑患者的年龄和近视进展速度，以确定替代的矫正或治疗方式。对此，目前没有明确的指南，但人们认为，在1.5～2年的时间内，近视的微量变化可能提示屈光稳定。然而，年龄是一个重要的决定因素。对于青年人来说，近视的微小变化更有可能提示屈光稳定，而对于儿童来说，在做这样的决定时需要谨慎。对于光学手段，首选的策略是转换到合适的矫正方法，而对于药物手段，建议采用更保守的"逐渐减量"法，而不是突然停药。可以通过减少使用频率和（或）浓度来逐渐减量。此外，建议在停止近视控制后密切监测，以确定是否有任何近视加速或进展的情况。

2.7 小结

有令人信服的证据表明，光学和药物策略可以延缓近视进展；通过使用阿托品、多焦接触镜、近视控制框架眼镜和角膜塑形镜，可以见到显著且有临床意义的近视延缓效果。近视进展变慢后，相关并发症风险降低、社会经济负担减少，因此近视控制应该被提倡且为每一位近视患儿采用适当的干预措施。

本章要点

1. 近视控制的目标是降低进展至高度近视的风险。

2. 光学手段（特殊设计框架眼镜、多焦软性接触镜和角膜塑形镜）和药物手段

（阿托品）可以延缓近视进展。不同的治疗方法在疗效、安全性和易用性方面存在差异。

3.所有方法在近视管理中都有一定作用，具体取决于个体的年龄、发生近视时的年龄、近视进展速度、动机、经济承受能力、治疗可用性、生活方式和其他因素。

（杨　必　译　刘陇黔　审校）

第 3 章　弱视的治疗现状

Lan Chang

弱视是指大脑视觉异常发育而引起的视力下降。弱视是一种常见疾病，患病率约为2%。弱视的病因有很多，包括屈光不正、斜视或形觉剥夺（如先天性上睑下垂或先天性白内障）。弱视的治疗需要解决引起视力下降的根本原因，并且常伴随着对视力较好的眼睛进行遮盖。治疗对幼儿最有效，如果不尽早治疗，可能会造成患者永久性的视力丧失。最近，有证据表明一些弱视患者可以在成年后有视力改善。

3.1　病因

David Hubel 和 Torsten Wiesel 因其在视觉系统与视觉处理方面的开创性研究而荣获1981年诺贝尔生理学或医学奖。从他们的研究中，我们了解到生命早期有一个视觉皮质发育的“关键期”。

当视网膜检测到清晰的图像，并将其传输到视觉皮质时，会产生良好的视觉。随着孩子使用眼睛、视觉皮质的成熟，视力会发育。当出现斜视（眼位偏斜）、屈光参差（两眼之间存在明显的屈光度数差异）、屈光介质混浊（角膜瘢痕、白内障或玻璃体积血导致视轴受阻）或遮挡（如上睑下垂或遮挡性眼睑病变）时，一只或两只眼在视觉发育过程中可能会处于不利的情况中。

斜视性弱视：眼位偏斜或斜视约占弱视病例的50%。由于存在恒定性、非交替或者非共同性斜视，仅一只眼的视觉得到良好发育。

屈光不正性弱视：当双眼存在不等的屈光不正度数时，可导致一眼视网膜上的图像不清晰，可引起屈光参差性弱视，导致单眼弱视。双眼屈光不正性弱视可能发生在患者伴有高度屈光不正的情况下，可导致双眼视力低下。

形觉剥夺性弱视：这是由视轴完全或部分遮挡造成的。此类弱视的原因包括先天性或早发性白内障、角膜混浊、眼内炎症、玻璃体积血和上睑下垂。单眼视轴剥夺造成的弱视视力损伤往往比同等程度的双眼视轴剥夺造成的弱视视力损伤更为严重。

遮盖或反转弱视：以前在对对侧眼进行高强度遮盖或阿托品治疗后观察到这种情况。目前采用较低幅度的遮盖和阿托品治疗方案后很少观察到反转性弱视。此外，只需停止遮盖或停用阿托品，视力就会恢复到基线。

其他因素：发育迟缓或早产的儿童比健康儿童更容易患弱视。虽然弱视不是直接遗传性疾病，但斜视和高度屈光不正等一些弱视危险因素具有遗传基础。

3.2 视知觉损伤方面

视力或视锐度只是弱视视觉损伤的一方面。弱视患者还会出现对比敏感度降低、立体视觉损伤及视混淆等损伤。弱视患者阅读困难的发生率较高；然而，随着弱视的治疗，该功能损伤可以得到改善。与对照组相比，弱视儿童由于注视不稳定和扫视频率增加可引起阅读速度减慢。阅读速度较慢会影响孩子的学业成绩；随着我们对弱视的了解越来越多，也许应该更加重视从小开始治疗弱视。

双眼视的发育发生于生命早期，在幼儿时期的弱视治疗可以提高双眼视和视力。在已成功治愈的屈光参差性弱视患者中，他们的双眼视评分提高至正常水平。

弱视患者出现视功能损伤的风险很高。一项研究表明，弱视患者的对侧眼发生视力障碍的终身风险约增加了1倍。在一项基于鹿特丹研究数据的大型人群研究中发现，在一生中出现双眼视功能损伤时长因伴有弱视而几乎加倍（非弱视人群为 0.7 年，弱视人群为 1.3 年）。

3.3 认识弱视

弱视的治疗效果对年龄敏感，因此在年龄较小时识别可疑弱视的筛查非常有用。建议对所有 3 ～ 5 岁儿童进行弱视或其危险因素筛查。儿童的主观视力筛查必须使用适合年龄的视标。此外，一行视标优于单个视标。当用单个孤立的字母进行测试时，弱视眼可以比用一行字母进行测试时获得更高的视力值。在测试无法阅读一行字母的幼儿的视力时，应在单个字母周围添加拥挤条，以避免高估视力。在初级保健中，可以评估患者的红光反射质量、眼睑异常、瞳孔不规则、固视和跟随能力、角膜映光和异常遮盖测试。基于仪器的筛查有助于对幼儿和发育迟缓的儿童进行筛查。最常见的基于仪器的筛选设备是基于照片筛查方法；较新的技术使用双眼视网膜折射扫描仪来检测与弱视相关的微小斜视。使用这项新技术——blinq.™ 儿童视功能扫描仪——在检测弱视或斜视方面可达到96%的灵敏度和特异度。

为了准确地评估儿童的屈光不正情况，需要进行充分的睫状肌麻痹。对于 6 个月以上的足月婴儿，通常使用1%环戊通滴眼液，对于更小的婴儿，通常使用 0.2% 环戊通和1%去氧肾上腺素联合滴眼液。对于虹膜颜色较深的儿童，可能需要重复使用睫状肌麻痹滴眼液。喷雾形式的睫状肌麻痹剂还可以在儿童中促进睫状肌麻痹剂的浸润。

单眼弱视的定义是两眼最佳矫正视力相差两行，视力较低眼视力低于20/32，并且至少存在一个以下单眼弱视的危险因素：伴有或既往存在斜视、明显的屈光参差，或伴有或既往存在视轴遮挡。双眼弱视可定义为最佳矫正视力下降（4岁以下儿童低于20/50，4岁及以上儿童低于20/40），伴有双眼明显的屈光不正及双侧视轴遮挡（表3.1）。

表3.1 弱视的诊断标准

评估	结果
单眼弱视	
单眼遮盖的反应	非对称的反应
固视偏好	不能固视或维持固视
优先注视法	两眼相差[a]两个或两个以上倍频
最佳矫正视力	两眼相差两行或两行以上
双眼弱视	
最佳矫正视力	3＜年龄≤4岁：视力低于20/50 4＜年龄≤5岁：视力低于20/40 年龄＞5岁：视力低于20/30

a. 2个倍频的差异是指在整套Teller视力检查卡片中有4张卡片有差异

除视力损伤外，弱视的诊断还需要存在弱视危险因素。

改编自Wallace DK，Repka MX，Lee KA，et al.on behalf of the American Academy of Pediatric Ophthalmology/Strabismus Preferred Practice Pattern Pediatric Ophthalmology Panel.Amblyopia Preferred Practice Pattern®. Ophthalmology，2018，125（1）：P105-14

3.4 治疗目标

治疗弱视有3种主要策略。①消除任何形觉剥夺的原因；②矫正屈光不正；③通过遮盖或模糊视力较好的眼来加强弱视眼的使用。虽然治疗目标是使双眼获得相同的视力，但这并不总是能够实现。与患者及其家属进行详细沟通时应考虑到以下内容：孩子的年龄、初始视力、对先前治疗的依从性和反应，以及孩子的整体身体、社会和心理发展。

3.5 治疗手段

光学矫正：治疗弱视儿童的第一步是矫正明显的屈光不正。儿童通常对眼镜的耐受性良好，尤其是当它可以改善视力时。合适且耐用的儿童眼镜对幼儿尤为重要。

遮盖疗法：对于仅戴眼镜没有改善或改善不完全的儿童，应考虑遮盖。使用不透明的眼罩遮于对侧眼上是遮盖的首选方法。眼镜应戴在眼罩上。不太推荐使用安装在眼镜框上的布贴，因为儿童可能会通过布贴向周围偷看。

美国小儿眼科疾病调查组（PEDIG）于2002～2016年进行了许多弱视治疗研究（ATS）的随机临床试验。总体上，对于7岁以下重度弱视的儿童（20/100～20/400起始视力），建议每天进行6小时的遮盖。对于中度弱视的儿童（起始视力为20/40～20/80），建议每天进行2小时的初始遮盖。

药物治疗：对于仅用眼镜无法改善的儿童，可以使用睫状肌麻痹剂来对对侧眼进行光学压抑。当对侧眼是远视时，这种治疗效果最好。最常用的是1%阿托品。它已被证明是治疗3～15岁轻中度弱视儿童的有效方法。它对于伴有隐性眼球震颤、遮盖失败或维持治疗也很有用。PEDIG临床试验已证明每天使用阿托品作为7～12岁中度弱视儿童（起始视力为20/40 ～ 20/100）的初始治疗与遮盖疗法同样有效。此外，每周连续两天给予1%阿托品（周末阿托品）被证明与每天使用一次1%阿托品在治疗中度弱视中有类似的疗效。

考虑到睫状肌麻痹会影响儿童的学业，研究报道只有少数儿童（12%）在睫状肌麻痹并配戴阅读眼镜后无法阅读相应年级的书本。

光学治疗：通过给对侧眼增加1.00 ～ 3.00D的正球镜模糊对侧眼来治疗弱视。这个方法尚未在随机临床试验中进行评估。

Bangerter压贴膜：研究表明，可以在对侧眼的眼镜片上贴置半透明滤光片来治疗轻中度的弱视。Bangerter压贴膜主要用于遮盖或阿托品初始治疗后的维持治疗。

手术治疗：为了消除弱视的原因，在白内障、玻璃体混浊、角膜混浊或上睑下垂等情况下可考虑手术治疗。虽然在某些情况下斜视手术有助于弱视治疗，但通常弱视治疗仍然是必要的。在少数情况下，屈光参差性弱视儿童无法耐受传统眼镜/接触镜治疗和遮盖治疗，可考虑进行屈光性角膜手术。

其他替代疗法：双眼训练疗法包括在配戴特殊眼镜的情况下，通过诸如“俄罗斯方块”之类的电子游戏进行训练，向弱视眼呈现高对比度图像，并向对侧眼呈现低对比度图像。研究表明，双眼分视对比平衡和双眼治疗可以减少对弱视眼的抑制，从而改善视力和双眼视功能。

使用液晶显示屏眼镜，可以通过编程间歇性地遮盖对侧眼，这可以提高弱视治疗的依从性。Amblyz™液晶间歇遮盖眼镜以30秒的间隔在不透明和透明之间交替，可在50%的时间内有效地遮挡一只眼睛。这种技术的广泛应用还有待观察。

Pineles等最近对弱视双眼治疗进行回顾，结果显示目前双眼治疗不能替代标的准弱视治疗（遮盖或阿托品）。进一步研究和开发更具吸引力的疗法及新兴技术可能会改变弱视治疗的未来。最近发表的一项研究表明，双眼分视治疗具有高效性和依从性，可供患者/监护人选择。

3.6　何时延长治疗

PEDIG进行了一项针对10 ～ 17岁弱视儿童的临床研究，发现27%的受试者可有两行或两行以上的视力改善，10 ～ 13岁和14 ～ 17岁的儿童有类似的比率。在7 ～ 17岁儿童的ATS3的临床试验中，在7 ～＜ 13岁中重度弱视儿童中发现，与单独光学矫正相比，使用光学矫正/遮盖/阿托品有更显著的疗效。对于13 ～ 17岁的青少年，与单独进行光学矫正相比，光学矫正/遮盖联合治疗的效果更好；然而，尚未达到统计学显著性。在13 ～ 17岁组中，先前未接受治疗的患者的反应率为47%，而先前接受过治疗的患者的反应率为16%。

已经观察到成人弱视眼的视力也可有所改善。Rahi等观察到，在英国成人失去正常眼功能时，弱视眼的视力会有所改善。当弱视不严重时，改善更大。

3.7　随访检查

一旦诊断为弱视，应与父母/监护人/患儿讨论治疗方案。应强调弱视治疗的时间敏感性。需要与家属讨论坚持治疗和定期随访的重要性。对于年龄较大的儿童，患者积极接受治疗也可改善预后（表 3.2）。

表 3.2 调整弱视治疗方案的建议

调整治疗的指征	治疗方案
3个月的治疗后视力并未提高	维持或增加遮盖或阿托品治疗，或考虑替代疗法
遮盖后出现严重的皮肤刺激症状	尝试在眼镜上贴上布贴或其他替代疗法
遮盖后视力并未提高	逐渐减少或终止治疗
治疗无效（如器质性病变）	逐渐减少或终止治疗。仍然强调戴眼镜的单眼保护
出现斜视和（或）复视	暂时停止治疗并观察
对侧视力下降两行或更多	暂时停止治疗，回顾诊断并观察。考虑治疗以前的弱视眼
在两次或多次随访中确认，视力在4 个月或更长时间内稳定在正常或接近正常	逐渐减少或终止治疗

注：这些建议是根据专业经验和临床共识产生的

改编自 Wallace DK，Repka MX，Lee KA，et al.on behalf of the American Academy of Pediatric Ophthalmology/ Strabismus Preferred Practice Pattern Pediatric Ophthalmology Panel.Amblyopia Preferred Practice Pattern®. Ophthalmology，2018，125（1）：PP105-P14

3.8 何时减少/终止治疗

我们仍在探究，除了年龄，是什么原因导致了治疗反应上的巨大差异。即使在改善平台期后停止弱视治疗，也应监测患者是否出现回退，以及是否需要再次进行弱视治疗。Levartovsky等发现，在9岁时停止弱视治疗后，屈光参差≤ 1.50D的患者中51%的患者和屈光参差≥ 1.75D的患者中75%的患者出现了回退。

一旦患儿达到最大的预期改善，弱视治疗可以通过较低剂量的遮盖、完全或部分光学治疗、Bangerter滤光片或部分睫状肌麻痹治疗来维持。如果弱视眼的视力在维持治疗中保持稳定至少 4 个月，则可以停止治疗并预约随访以监测弱视复发。

3.9 弱视及对侧眼的风险

对于因弱视而导致单侧视力损害的儿童，其较好眼丧失视力的风险很高（1/1000），可能源自于疾病或外伤。应强调所有视力低于20/50儿童全天配戴适当防护眼镜的重要性。在大多数球类和接触性运动中，儿童需要配戴适当的耐冲击护目镜和面部防护装置。

3.10 弱视是公共卫生焦点

儿童时期治疗弱视对于防止后期双眼视功能损伤也很有价值。在英国一项对单眼弱视患者的研究中，严重的非弱视眼视力损伤也与较高的死亡风险相关。在同一项研究中，50%的就业者由于视力下降而无法继续工作。作者估计弱视患者终身严重视力损伤的风险至少为 1.2% ～ 3.3%。

本章要点

1.较早且较严重的形觉剥夺会造成更严重的弱视。

2.虽然儿童后期的治疗可能对提高视力有一定疗效，但为了获得最佳效果，建议尽早进行持续治疗。治疗后应继续监测以避免回退。

3.儿童/家长/家庭护理员/医生团队的投入和合作对于逆转弱视至关重要，因为治疗和随访的依从性至关重要。

4.弱视恰当的治疗方案可能包括光学矫正、遮盖、阿托品滴眼液、光学治疗、Bangerter压贴膜和（或）手术。

（王　茜　译　刘陇黔　审校）

第4章 儿童屈光手术

Kamran Ahmed

历史上屈光手术一直是一门矫正成人患者屈光不正以提高裸眼视力（uncorrected visual acuity，UCVA）的技术。最近，在小儿眼科，屈光手术已成为一种有益的手段，以解决屈光不正及其相关的合并症，如有弱视和斜视但不能忍受眼镜或接触镜的这类有特殊需要的儿童。与任何技术一样，随着手术的安全性、便捷性和有效性不断被证明，其适应证也在不断发展和扩大。目前，这些手术大多是为患有神经行为障碍的儿童保留的。这类儿童在生理上并不能正确配戴眼镜，或者即使存在致残的屈光不正，但他们也会因戴眼镜带来的刺激感而烦躁，这导致他们生活在一个模糊的世界中。这些患者中的少数人可以考虑配戴接触镜，但需要非常积极和高度警惕的护理人员来确保接触镜配戴时卫生合格及对并发症进行了预防。对于患有多种系统性合并症的儿童来说，这通常是不切实际的，这需要看护人花费大量时间来处理，或者他们的行为障碍阻碍了接触镜的配戴和取出。

一般来说，儿科领域是一个规避风险的领域，因为治疗的对象是缺乏自主医疗决策能力的儿童。因此，在获得广泛接受之前，小儿眼科的新技术必须经过严格的审查。本章将阐述令人激动和蓬勃发展的儿科屈光手术领域在过去、现在和未来的发展。

4.1 儿童屈光手术的分类和历史

屈光不正可在多个平面进行矫正：眼镜、接触镜、角膜、前房、后房和晶状体。儿童屈光手术在前两个选择不可行的情况下，可改为最后列出的四个平面。最早报道的儿童屈光手术病例可追溯到19世纪晚期因高度近视而进行的透明晶状体摘除术和由此产生的无晶状体眼。这个过程包括晶状体切开，让释放出来的晶状体物质在前房内膨胀，然后通过针吸去除膨胀的晶状体物质。治疗的患者包括8岁的儿童。

有晶状体的前房型人工晶状体在20世纪50年代首次被植入，再次用于矫正近视。同时，在此期间，虹膜固定型人工晶状体最初用于矫正白内障囊内摘除术后的无晶状体眼。1986年，首例虹膜固定型人工晶状体植入术用于有晶状体眼的近视矫正。1998年首次发表了虹膜固定型人工晶状体植入12岁儿童的报告。后房型有晶状体眼的人工晶状体（phakic intraocular lens，pIOL）植入术始于20世纪80年代，引入了具有“蘑菇”结构的硅凝胶pIOL。这种晶状体有一个通过瞳孔和虹膜后面的晶状体袢向前投射的光学系统。技术的进步最终导致了两种新型后房型人工晶状体的发展：STAAR Surgical公司的可植入式晶状体（implantable collamer lens，ICL）和卡尔蔡司医疗公司的有晶状体屈光性晶状体（phakic refractive lens，PRL）。最早发表的儿童后房型人工晶状体植入报道是在1999年使用的ICL。这项研究包括4名年龄为3～16岁的儿童，他们的平均屈光度为-12.8D。

1995～2010年，美国有超过850万人接受了角膜屈光手术，到2015年，美国进行了超过1300万例LASIK手术。准分子激光屈光性角膜切除术在儿童患者中的最早报道是在1995年。这是一个有9例患者的小样本病案研究，年龄在10～15岁，屈光不正在-17.75D～＋8.25D。从那时起，文献发表了许多成功的准分子激光儿童角膜手术的报道，并且并发症发生率低。最大样本量的一项研究报道了405例有屈光不正儿童的结果，其中96%的近视眼和91%的远视眼可矫正到目标值±1D以内。在术中使用丝裂霉素C治疗的眼睛中，91%的人无角膜混浊，术后角膜混浊患儿无最佳矫正视力（BCVA）的丧失。复治率为治疗眼的1.5%。

4.2　儿童屈光手术的必要性

近视是一种日益流行的疾病，也是最常见的视觉上显著的屈光不正，在西方国家患病率上升至25%～40%。在美国，截至2004年的30年里，近视患病率翻了一番，病理性近视（超过8.0D）增加了8倍。据报道，全世界有超过8000万的近视儿童，近视是世界卫生组织（WHO）在其全球消除可避免盲倡议中确定的5种紧急优先处理的疾病之一。早产儿近视已成为一种越来越被认可的现象，根据WHO的数据，每年估计有1500万婴儿早产（在妊娠37周之前），而且这一数字还在上升。

自然发生的散光很常见，在截止值＞0.5D的儿童中，其患病率为14.9%，东南亚儿童的患病率最低，为9.8%，而美洲儿童的患病率最高，为27.2%。早产儿的散光程度更高，与出生体重和胎龄呈负相关。近视散光显示每屈光度视力下降0.31 logMAR，远视散光显示每屈光度视力下降0.23 logMAR。这相当于1.0D未矫正的近视散光让视力从20/20降低到20/40，1.0D未矫正的远视散光让视力从20/20降低到20/35。

远视呈双峰分布，大多数足月婴儿的生理性远视为0.25D～4.00D。远视≥＋2.0D的患病率随着年龄的增长而下降，在15岁时降至1%，所有年龄段儿童的平均患病率约为5%。成年后患病率再次上升，约占40岁及以上人口的10%。屈光参差性远视和散光往往比近视更易导致弱视。未矫正的高度远视也与调节性内斜视或外斜视有关。

虽然儿童对屈光不正矫正的需求很大，但是仍有一部分儿童不能忍受戴框架眼镜或接触镜。当这些儿童在醒着的时间中戴眼镜的时间不超过25%可定义为戴眼镜依从性差。眼镜也经常掉落，尤其是头部控制能力差的儿童，或者儿童可能养成从眼镜框周围观看的习惯。产生眼镜不依从性有多种原因，包括高倍镜片变形、棱镜效应、视野变窄、社会耻辱感、双眼物像不等、集散不等、视疲劳、神经行为障碍、颅面或耳朵异常。最常见的神经行为障碍是脑瘫、自闭症、唐氏综合征、天使综合征、癫痫、特发性发育迟缓/智力低下和进行性儿童脑病。未矫正的屈光不正会加剧神经行为的异常，导致视觉自闭症，这被描述为由于生活在模糊的茧中而加剧的社会孤立。接触镜对于这类患者通常更成问题。它们的价格昂贵，在儿童中难以戴入和取出，增加了角膜感染的风险，并且经常丢失。

许多研究表明，接受屈光手术儿童的裸眼视力有显著改善，并发症发生率较低。接受屈光手术的儿童，有诸多其他获益，包括沟通、社交、运动技能、适应行为、视觉感知和认知功能的改善。屈光手术受到有较大屈光不正和戴镜依从性差的儿童父母的高度重视，对于这些儿童，双侧LASEK是眼科中最具成本-效益的手术之一。

4.3 儿科屈光手术的独特之处

儿童患者在屈光手术前的术前评估与成人患者有独特的不同，但也有相似之处，包括完整的眼科病史和检查、活动度评估、睫状肌麻痹验光（成人通常使用主觉验光，但在儿童中很难使用主觉验光），以及眼生物测量。

病史应包括孩子厌恶戴眼镜的原因和接触镜的不可行性。了解患有神经行为障碍的儿童是否对面部附近的物体有厌恶的感觉是很重要的。这是这类患者中常见的厌恶情绪，可能会使戴眼镜、理发、牙科检查甚至戴帽子等任务变得具有挑战性。如果存在这种感官上的厌恶，那么父母需要了解由于需要滴眼液、戴眼罩和多次眼睛检查而产生的术后管理的挑战。这使父母有时间安排其他家庭成员或社会服务机构在术后期间提供援助。讨论还应包括使用手臂约束措施的可能性，避免儿童自己对手术部位造成创伤。当父母不能与孩子在一起时，应谨慎使用手臂约束方法，以避免持续的肘部僵硬。其他限制较少的保护手术部位的方法包括分散注意力、调整体位、包裹及疼痛管理。

患者的目标屈光度是根据当前睫状肌麻痹的屈光度和患者的年龄来确定的。通常与正视为目标的成年人不同，年龄较小的儿童需要一个更远视的目标度数，以应对随后几年将发生的眼睛生长和近视转变。在儿童屈光手术中以远视屈光为目标的做法与儿童白内障手术中的做法相似，但根据屈光手术的方法，其优点是保留了晶状体的调节力。然而，需要注意的是，由于这是接受屈光手术的原因，术后不可能会出现戴镜依从性差的问题。评估眼球运动和眼位是小儿眼科医师的常规做法，这种做法在屈光手术的评估中也起着重要作用。例如，多项研究表明，使用屈光手术矫正远视是调节性内斜视的有效治疗方法。与此相反，如果患者接受屈光手术，还必须考虑到损失了眼镜的棱镜效应对较小斜视矫正的效果。一般来说，远视镜片对水平或垂直斜视都可以获得部分棱镜矫正的效果，因为只要镜片的光学中心放置正确，棱镜底总是指向适当的方向。

弱视的存在可能是成人屈光手术的禁忌证，但对于需要在视网膜上获得清晰聚焦图像以改善弱视的儿童患者来说，弱视的存在往往是屈光手术的指征。除斜视和弱视外，高度屈光不正常见的合并症还包括视神经病变、黄斑中心凹病变和眼球震颤。这些合并症的存在并不意味着屈光不正不重要，以及不需要矫正。相反，视觉功能应该优化到儿童的最大潜能，有时需要同时进行屈光手术和眼肌手术。

在可能的情况下，在临床上进行术前生物测量的评估。然而，儿童，特别是那些患有神经行为障碍或脑瘫的儿童，无法保持静止不动，无法专注于固视图像，如无法进行角膜内皮镜检查或IOL生物测量。在这种情况下，需要在麻醉下进行检查（examination under anesthesia，EUA），并用超声测量眼轴长度、前房深度（anterior chamber depth，

ACD）和晶状体厚度。中央角膜厚度用手持测厚仪测量，用工业级别的数显卡尺测量水平的白到白（white-to-white，WTW），精度可达百分之一毫米。在麻醉下进行检查的方式还提供了对所有眼部结构进行全面检查的机会，因为许多这样的儿童在临床上很难进行全面的检查。在最终接受手术之前，至少有两次完整的EUA和两次睫状肌麻痹验光。在EUA期间，应评估眼睛是否有角膜屈光手术的禁忌证，如严重干眼、暴露性角膜病变、眼表瘢痕化、角膜扩张、角膜营养不良、葡萄膜炎和未控制的青光眼。需要警惕，在pIOL植入或屈光性晶状体置换术（RLE）时缺乏足够的支撑结构，发生晶状体异位或虹膜发育不良。在后段进行360°巩膜凹陷检查时，需评估视网膜脱离的危险因素，如格子样变性，这可能受益于屈光手术前进行预防性的激光屏障视网膜固定术。在麻醉情况下完成睫状肌麻痹验光和生物学参数的测量后，可以决定患者的最佳屈光手术方案，并与父母讨论这一问题。前房深度和屈光量的大小经常会驱动决策，因为人工晶状体对前房深度的要求最低（图4.1）。儿童ACD的范围可能很广，那些有早产史的人，特别是早产儿的视网膜病变，ACD往往会减少。其他考虑的因素包括准分子激光切削的足够角膜厚度和ICL植入时足够的水平白到白（作为虹膜睫状沟直径的指标）。

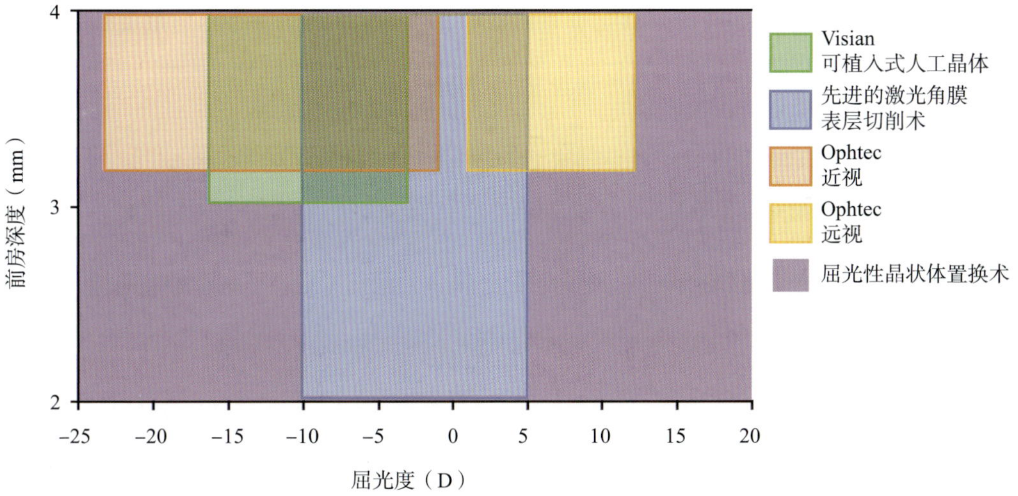

图4.1　此图显示了基于X轴上的屈光不正范围和Y轴上的前房深度提供可用的屈光手术的选择。Visian ICL（绿色）的屈光范围从-3.00D到-16.00D。ICL要求前房深度至少为3.0mm，水平白到白的直径在10.7～13.1mm。先进的激光表面切削手术（蓝色）可以可靠地矫正从-10.00D到＋5.00D的屈光不正，而不受前房深度（ACD）值的限制。Ophtec的近视镜片（橙色）和远视镜片（黄色）的范围分别为近视度数-1.00D到-23.5D，远视度数为＋1.0D到＋12.0D。Ophtec镜片需要至少3.2mm的前房深度。屈光性晶状体置换术（紫色）可以纠正超出以前限制的较大的屈光不正或者前房深度不足时

4.4 准分子激光

准分子激光可以精确地重塑角膜表面，可精确到亚微米的范围，特别是使用先进的扫描激光。准分子激光的功能强大，正因为使用了先进的激光角膜表层切削术（advanced surface ablation，ASA）矫正近视、远视和散光（图4.2），以及使用光治疗性角膜切削术治疗角膜前部的混浊。ASA是一个宽泛的术语，包括准分子激光屈光性角膜切削术（photorefractive keratectomy，PRK）、准分子激光上皮下角膜磨镶术（LASEK）和准分子激光角膜上皮瓣下磨镶术（Epi-LASEK），如同LASIK手术一样，它们是在不产生基质瓣的情况下重塑角膜基质的方法。虽然已经有儿童进行LASIK手术的成功报道，但作者认为在儿童中使用ASA更可取。这是因为儿童患创伤性瓣膜错位的风险更大，这可能会在视觉上对眼睛造成毁灭性的损害。对于儿童来说，ASA的其他好处是，ASA可能有较低的长期角膜扩张的风险，如果操作得当，即使在裂隙灯下仔细检查，眼睛也会看起来好像从未做过手术一样。

除之前讨论的一般术前评估外，评估角膜扩张症也很重要，因为这种情况可能是ASA的禁忌证。患者被问及是否存在长期揉眼和眼睛有长期的特异性反应，这是圆锥角膜的危险因素。唐氏综合征患儿患圆锥角膜的风险较大，应谨慎或避免使用ASA。

在临床上虽然年龄较大的儿童可以清醒地接受角膜切削术，但大多数儿童需要在手术室进行短暂的全身麻醉。准分子激光是一种大型机器，在空间有限的手术室中，有组

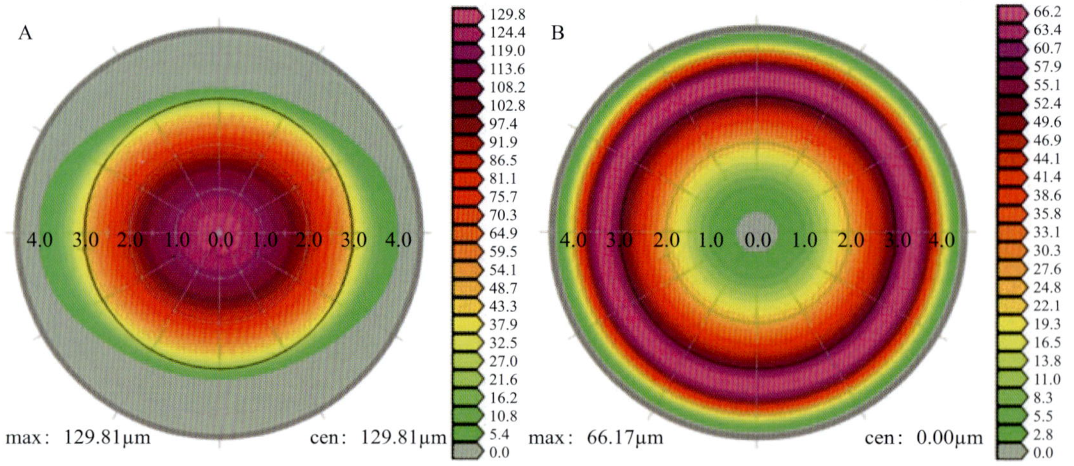

图4.2 在两个不同的儿童患者中，矫正复合性近视散光（A）和矫正单纯远视（B）的波前优化的切削曲线。在颜色编号中朝光谱粉色一侧表示较大的切削深度（以μm为单位的值），而绿色一侧则表示较小的切削深度。在切削图中水平的数字表示角膜的光学区域，单位为mm。图下方的数字表示最大切削深度（max）和中心（cen）切削深度。A.患者屈光度为-8.25D/＋2.25D×90，当目标值为＋1.00D时需矫正-9.25D/＋2.25D×90。请注意，为了使中央角膜变平以矫正近视，则角膜中央切削较多，而周边较少。还要注意的是，切削图是椭圆形的，以便沿着水平子午线变陡以矫正散光。B.患者屈光度为＋5.00D，对于＋1.00D的目标屈光度需矫正＋4.00D。请注意，为了使中央角膜变陡以矫正远视，最大的切削量为3.0～4.0mm的光学区，而中央不进行切削。因为不需要矫正散光，所以切削图是球形的

织和有效的设置对于安全与快速周转这一手术至关重要（图4.3）。与LASIK相比，ASA的另一个优势是，它不需要在通常已经很拥挤的手术室中额外放置飞秒激光器或微型角膜刀。对于全身麻醉，如果需要，患者可以预先使用鼻用的咪达唑仑。标准的方式是使用七氟醚、氧气和氮气混合物进行麻醉。放置喉罩气道，并将延长管朝向足部，以免阻挡激光。由于患者处于昏迷状态，患者的体位变得至关重要。虹膜平面应与地面平行。头部和颈部应该在激光下方垂直对齐，这样散光的治疗就会在正确的轴线上。根据需要补充异丙酚，并在手术结束时静脉注射吗啡或酮咯酸，以帮助缓解最初的术后疼痛。可以在麻醉苏醒之前约束肘部。全身麻醉也允许在眼球震颤或其他固视不持久的情况下进行ASA。

整个过程与成人ASA的步骤相同。与成人相似，儿童的保守残余基质床下限值为400μm。切削后，基质床用丝裂霉素C治疗以减少角膜混浊。放置绷带镜，并开始局部使用典必殊、氟米龙和酮咯酸。然后，在眼睛上戴上护目镜。患者在术后第1天检查，以确保绷带镜仍在适当位置，并交代术后的注意事项。建议补充维生素C以进一步降低术后角膜混浊的风险。术后第5天角膜上皮愈合，可取下绷带镜。然后继续使用氟米龙治疗6个月。术后屈光在1个月及以后的随访中进行检查，以确定治疗效果和恢复情况。视力并不是每次都可以获得，特别是发育迟缓的儿童，因此患者的睫状体麻痹后的屈光度、视觉行为和图形视觉诱发电位成为治疗成功的指标。

长期来看，有证据表明儿童会出现屈光回退，特别是在角膜切削度较高的患者中。这实际上限制了初次切削时的治疗量，即近视−10D和远视＋5D（图4.1）。高度散光的治疗，特别是当与远视切削相结合时，似乎产生了更大的屈光回退。随着时间的推移，

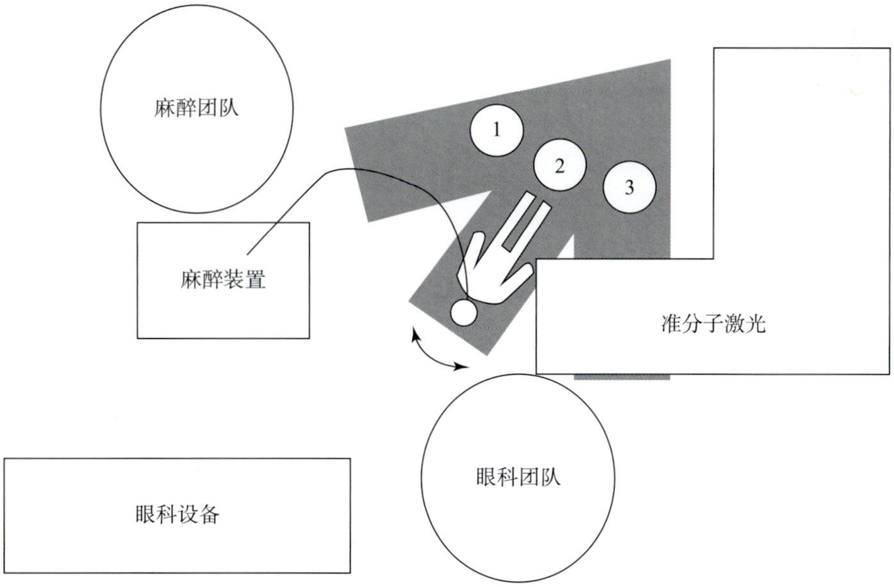

图4.3　全身麻醉下准分子激光屈光性角膜切削术（PRK）的手术室布置。旋转病床（灰色）可以将患者旋转到位置1，用于麻醉诱导和苏醒，位置2用于眼科团队的麻醉检查，位置3用于准分子激光治疗。呼吸管道应该有足够的长度让患者完全移到位置3。喉罩的通气管道应该在离开口腔后朝向患者的足部，以避免干扰准分子激光的眼睛跟踪系统

回退会导致屈光不正，如果患者有足够的角膜厚度，有时需要重新治疗。

4.5 有晶状体眼的人工晶状体植入术（pIOL）

目前在儿童中应用最广泛的两种人工晶状体是由STAAR Surgical公司生产的Visian有晶状体眼后房型人工晶状体（implantable collamer lens，ICL）和由Ophtec公司生产的虹膜固定型的Artisan晶状体。ICL被放置在晶状体和虹膜之间的后房，而Artisan晶状体则夹在虹膜的前表面，因此位于前房（图4.4）。pIOL在屈光回退最小的儿童中显示出良好的屈光矫正效果，因为它们不存在组织重塑的问题，而组织重塑会导致角膜切削后出现屈光回退的问题。然而，pIOL的可行性受到需要足够的前房深度（ACD）的限制。ICL要求ACD达到3.0mm，而Artisan的人工晶状体要求ACD达到3.2mm。对于眼睛往往比成年人小的儿童，ACD在选择屈光手术方案方面发挥着重要作用（图4.1）。此外，ICL要求水平白到白（WTW）为10.7～13.1mm。在ACD不足的情况下植入pIOL可导致闭角型青光眼、角膜内皮细胞丢失加速、亚临床炎症、色素播散和白内障的发生。这就是为什么儿童屈光手术医师在植入术前需要对患者的ACD、WTW和角膜内皮健康进行多次检查，以确保使用合适大小的ICL，此是至关重要的。

ICL可矫正-3.0～-16.0D的近视，散光ICL（toric ICL，TICL）可以矫正在眼镜平面上有1.0～4.0D的散光。它是一个单片式的人工晶状体，总长度从12.1mm到13.7mm不等。由于虹膜睫状沟直径的解剖差异，可以使用不同大小的晶状体，这可以用超声生物显微镜直接测量，尽管在儿童中通常使用水平WTW替代。所有ICL均可通过3.2mm

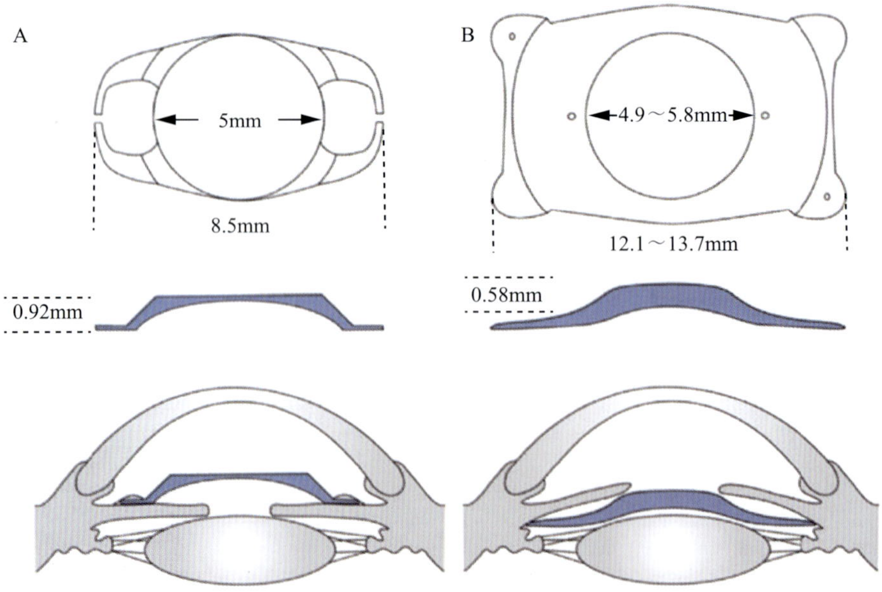

图4.4 眼前段Ophtec-Artisan（A）和Visian ICL（B）有晶状体眼的人工晶状体（pIOL）的尺寸和解剖位置

经Faron N，Hoekel J，Tychsen L许可再版.Visual acuity，refractive error，and regression outcomes in 169 children with high myopia who were implanted with Ophtec-Artisan or Visian phakic IOLs.J Am Assoc Pediatric Ophthalmol Strabismus，2021，25：27.e1-e27，e8

的角膜切口植入。它由甲基丙烯酸羟乙酯和猪胶原蛋白共聚而成，具有接近100%的可见光透过率，植入后几乎无法察觉。

在2016年对23例有特殊需要的儿童植入ICL的研究中，88%的儿童矫正到目标屈光度±1.0D以内。据报道，85%的有神经行为障碍的儿童在ICL植入后视觉感知、注意力或社交能力方面都有所增强。平均随访9个月，球镜度数平均变化了+0.59D，差异无统计学意义。在能够接受测量的10只眼中，内皮细胞密度平均下降了1%。有2例儿童（8%）在术后第1天非计划性地返回手术室，以缓解虹膜未切开造成的瞳孔阻滞。作者解释说，这种情况发生于他们研究的前两个接受Nd：YAG激光虹膜切开术的儿童。此后，激光虹膜切开术在ICL植入时被放弃，取而代之的是剪刀虹膜切开术。之后，没有再出现并发症。作者提出适用于特殊需要儿童的ICL手术的其他建议包括：术中静脉注射乙酰唑胺来防止术后因黏弹剂而导致的高眼压，在患者处于全身麻醉时使用束缚式缝线来稳定眼位，以及使用可吸收缝线关闭所有角膜切口。

Artisan镜片可矫正-1.0～-23.5D的近视和+1.0～+12.0D的远视。散光晶状体也可用于矫正1.0～7.5D的散光。目前，在美国，只有近视的人工晶状体获批准，其度数为-5.0～-20.0D。此外，一种Artisan无晶状体眼的人工晶状体目前正在进行多中心临床试验，用于2～21岁的患者。其屈光度的范围为+10.0～+30.0D，最小ACD要求达到3.2mm。Artisan人工晶状体由聚甲基丙烯酸甲酯制成，光学直径为5.0mm和6.0mm。通常，儿童使用5.0mm光学直径的人工晶状体，这需要切开角膜5.2mm才能植入。晶状体的总长度是8.5mm。Artisan晶状体脱离虹膜的情况通常发生在外伤的情况下。因此，作者认为，成人有时进行的无晶状体眼的瞳孔后固定术并不推荐用于儿童。

最大规模的儿童pIOL植入研究评估了115只植入Artisan晶状体的眼和154只植入ICL的眼。这些儿童有高度近视和不愿戴眼镜的病史。平均手术年龄为9.9岁，平均随访时间为3.9年。平均矫正的球镜度为12.3D，92%的眼睛可矫正到距目标屈光度±0.5D的范围内。裸眼远视力、矫正远视力和双眼融合功能均有显著提高。术后矫正远视力改善的原因是手术后降低了近视镜片在眼镜平面的相对图像放大率。这项研究中的169例儿童，有81%的儿童的视觉感知、注意力或社交能力都有所增强。在植入Artisan晶状体的眼中，8%的眼因外伤性脱位而需要手术重新复位/重新植入。因虹膜切开闭合导致瞳孔阻滞，植入pIOL的儿童中有3%的需要在手术后几天返回手术室。作者指出，在这项研究中，pIOL植入矫正高度近视的两个主要优点是屈光回退率明显低，以及不切除角膜组织，这两个优点都是准分子激光切削矫正高度屈光不正所不具备的。

4.6 屈光性晶状体置换术（RLE）

RLE（refractive lens exchange）是一种将天然晶状体摘除并同时植入人工晶状体（IOL）以治疗屈光不正的手术。在眼轴较长和（或）角膜曲率值较大的患者中，无晶状体眼可能会产生理想的屈光矫正效果。在这种情况下，摘除晶状体但不植入人工晶状体，这一过程被称为透明晶状体摘除（clear lens extraction，CLE）。这些手术通常是儿童屈光手术的次要选择，因为它们会导致调节能力的丧失。通常，在成人中，RLE约是在老视出现的年龄进行的，因此调节能力的丧失意义较小。然而，在儿童中，在摘除自身晶状体之前，他们的调节幅度可以超过16.0D，而摘除后丧失调节是需要考虑的一个主要缺点。当由于pIOL的空间不足或对于ASA或pIOL屈光度太大而无法进行其他选择时，可使用RLE/CLE（图4.1）。

麻醉下的检查是在计划手术的前几个月进行的，以获得准确的生物测量结果，并通过压迫巩膜对周围视网膜进行彻底的检查。如果有视网膜脱离的危险因素，如眼轴长度超过29mm、格子样变性或无症状的视网膜裂孔，则可以预防性应用半导体激光。然而，使用半导体激光预防视网膜脱离仍有争议。标准的晶状体切除联合后囊膜切除和前部玻璃体切除的手术方式与儿童白内障手术相同。直接后囊膜切除和前部玻璃体切除对于预防后囊或前部玻璃体混浊非常重要，其发生率可高达50%。也应该告知家庭，孩子今后可能需要再次进行囊膜切除术。在临床上可以配合Nd:YAG囊膜切开术的大龄儿童，在手术时后囊可能保持完好，但应密切监测后囊混浊的发展。

如果需要植入人工晶状体以达到目标屈光度，那么考虑在虹膜睫状沟植入丙烯酸可折叠的三片式人工晶状体，并夹持在后部的人工晶状体光学区。这使得人工晶状体可以通过一个小切口植入并长期保持良好的中心定位，如果需要，还有助于在将来替换人工晶状体。多焦人工晶状体可能有益于抵消弱视年龄以外的大龄儿童的调节力。这些儿童应该有正常的瞳孔运动和维持多焦人工晶状体中央稳定的能力。

在一项儿童高度屈光参差性近视单眼晶状体摘除的研究中，86%的眼睛可矫正到目标屈光度 ±3D以内。平均矫正近视17.3D，平均每年矫正0.43D。在另一项治疗神经行为障碍儿童高度近视的透明晶状体摘除和屈光晶状体置换的研究中，81%的患者矫正到目标屈光度的 ±2D以内。所有26只眼的裸眼视力平均提高了2个对数单位，88%的儿童在行为和环境视觉互动方面也有相应的提高。近视回退平均每年0.16D。局灶性视网膜脱离发生在一只有早产儿瘢痕性视网膜病变和外伤史的眼中，虽然成功修复，但导致了视力的丧失。

RLE最严重的威胁视力的并发症是视网膜脱离，因为与其他屈光手术不同，该手术需要在玻璃体腔内进行手术。近视眼患视网膜脱离的风险更高，而晶状体摘除会增加这种风险。据报道，在成人中，RLE手术后视网膜脱离的发生率为0.37% ～ 8.1%。在上面提到的两项儿童研究中，作者估计平均随访4.5年的发病率约为3%。值得注意的是，其他严重并发症可能只有在长期随访后才会出现。

4.7 未来技术

儿童屈光手术是一个快速发展的领域，在术前评估、治疗干预和术后护理等领域不断涌现新技术。

在术前生物测量中获得的虹膜解剖和角膜缘血管定位可以创建眼表图，然后可以在显微镜下将其叠加到手术医师的视野上。当患者处于仰卧位时，可以精确矫正散光的轴向，而不会受到眼球旋转的影响。对于能够配合术前生物测量的儿童，这将极大地帮助散光的矫正，因为儿童通常不能耐受术前散光的标记。术中眼前节光学相干断层扫描可以非常准确地评估pIOL的位置和拱高。这对于确保儿童眼前节的长期健康至关重要。

在角膜屈光手术领域，高阶像差的治疗在提高对比敏感度和视力方面变得越来越重要。这一领域的进展包括波前优化、波前引导和角膜地形图引导的手术方法。波前优化的手术方法已经应用于儿童患者。在儿童中随着术前诊断设备及麻醉下的检查更加方便，波前和地形图引导的手术方法将更适用于儿童患者。这些个性化切削的一个缺点是，它们比传统切削方法需要去除更多的角膜组织。Bioptics是另一种已经在儿童中使用的方法，它结合了角膜屈光手术和pIOL/IOL手术来进行个性化屈光不正的矫正。微小切口基质透镜切除术（small incision lenticule extraction，SMILE）为儿童患者提供了一种优势，因为在重塑角膜基质的同时，对角膜上皮细胞的破坏最小。这可能会降低感染的风险，并有效地避免了目前PRK术后需要用绷带镜的情况。用手术矫正散光，尤其是远视性散光，是目前儿童屈光手术面临的一个挑战。飞秒激光非穿透角膜松弛切口术在儿童中很有前景，因为这种治疗非常精确，并且由于没有上皮切口，疼痛、术后恢复时间和感染风险最小。这些角膜松弛切口术也不会切除大量的组织，而且是可重复的。

有中心开口的有晶状体眼的人工晶状体将不再需要在手术时进行周边虹膜切开术。对于术后往往有更多炎症和术后瘢痕的儿童，这将是更安全的，因为这些情况会增加虹膜切口关闭的风险。

在儿童术后管理中，简单是关键。混合抗生素、类固醇和非甾体抗炎药的联合滴眼液可以帮助减轻患有神经行为障碍儿童的照顾者滴眼药的负担。以相似的方式，在泪小点处植入类固醇和在手术结束时在前房给予抗生素的方法可能完全不需要术后滴眼药。

随着这些手术安全性的提高和不断涌现，就像任何医疗技术一样，儿童屈光手术的适应证将不断扩大。手术医师利用尖端技术可获得更好的手术效果，但必须持续关注年轻患者长期的视觉健康，不能只追求技术的先进性。当手术医师结合屈光手术和小儿眼科的知识与技能时，儿童屈光手术可以对儿童的生活产生有意义和持久的影响。

本章要点

1.儿童屈光手术解决屈光不正及其相关的合并症，如不耐受眼镜或接触镜的有特殊需求的弱视和斜视儿童。

2.与成人不同，弱视经常是儿童屈光手术的适应证。

3.儿童屈光手术包括在角膜、前房、后房和晶状体平面矫正屈光不正。

4.目前用于儿童屈光手术最常见的方法是先进的激光角膜表层切削术、有晶状体眼的人工晶状体植入术和屈光性晶状体置换术。

5.神经行为障碍的儿童在接受屈光手术后，在视力、沟通、社交、运动技能、适应行为、视觉感知和认知功能方面均有改善。

（王将栏　译　刘陇黔　审校）

第5章 早产儿视网膜病变管理的进展

Deeksha Katoch，Ashish Markan，Mangat Ram Dogra

5.1 引言

早产儿视网膜病变（ROP）是一种视网膜疾病，其特征是异常的新生血管增生，这是生理性的视网膜血管化进程停滞所致。早产儿视网膜病变引起40%的儿童盲，影响了约3/4的体重低于1250g的早产儿。ROP的流行病学可以用三次流行来描述。1940～1960年，氧气的非限制使用导致了ROP在美国和英国的首次流行。限制使用氧气减少了第一次流行，但是肺部并发症和死亡率有所增加。因为低体重早产儿的生存率提高，导致了ROP第二次在发达国家流行。目前ROP的负担主要是来自于中低收入国家，推测这和ROP在发达国家第一次流行时的情况类似。估计在全球每年1500万的早产儿中，有380万早产儿来自于中低收入国家。高早产儿出生率，欠佳的新生儿护理，低筛查覆盖率，训练有素的眼科医师的匮乏均导致了早产儿视网膜病变在这些国家成为日渐凸显的公共卫生问题。在亚洲印度的婴儿研究中显示，早产儿视网膜病变可出现于体重＞1250g，且更成熟的婴儿。例如，在印度，根据WHO（2010年）的数据，在350万早产婴儿中，约有60万例婴儿的胎龄＜32周。其中，每年约有20万例婴儿有患早产儿视网膜病变的风险。即使其中10%的新生儿发展为可治疗的疾病，仅在印度每年就有约2万例新生儿需要进行早产儿视网膜病变管理。

随着越来越多的婴儿需要进行ROP的筛查和治疗，ROP的分类、记录和治疗均发生了变化，本章将对这些内容进行讨论。

5.2 ROP的分类

针对早产儿视网膜病变，目前采用《早产儿视网膜病变国际分类法》（ICROP Ⅰ-Ⅲ），用分区表示早产儿视网膜病变的部位，用1～5期表示病变的严重程度，用1～12点表示病变的范围，将是否合并后极部视网膜静脉迂曲扩张作为评判附加病变的依据。早产儿视网膜病变国际分类法曾在1987年进行过修改，2005年再次修改，加入了“前附加病变”和“急进型后极部早产儿视网膜病变”。若视网膜后极部血管的表现尚未达到附加病变的标准，则称为前附加病变，需要更密切的随访，观察病情是否进展为附加病变，是否需要干预。急进型后极部早产儿视网膜病变被归类为一种严重、快速进展的疾病，其特征是病变位于Ⅰ区或后Ⅱ区，伴有显著的附加病变，平坦的新生血管，环形吻合支和血管袢。如果未得到治疗，急进型后极部ROP可直接进展为视网膜脱离，而不经过典型的中间阶段。早产儿视网膜病变国际分类法最近于2021年更新（称为ICROP 3），新增了以下重要内容：

· 定义了“后Ⅱ区”：指在Ⅰ区和Ⅱ区交界处，由Ⅰ区的边缘向周边延伸2个视盘直径的环形区域。

· 舌形凹入切迹的描述：指病变范围在水平子午线上下1～2个钟点范围内的病变伸入更后部的区域。若后极部出现“舌形凹入切迹”时，对最靠后部病变的描述应加限定词。

· 急进型早产儿视网膜病变：ICROP 3认识到急进型后极部早产儿视网膜病变可以超出后极部视网膜的范围，也可以发生在胎龄更大的早产儿，尤其是在那些资源有限的地区。因此，ICROP 3建议用“急进型早产儿视网膜病变”这个术语代替“急进型后极部早产儿视网膜病变”。

· 5期的进一步分类：检眼镜下若能直接看到视盘，称为5A期；若因晶状体后纤维血管组织阻挡或闭合性漏斗状脱离导致视盘不可见时，称为5B期；若出现眼前节病变，如前房变浅、虹膜角膜晶状体粘连、角膜混浊时，称为5C期。

· 退行：退行的体征包括附加病变的减轻和血管向周边无血管视网膜生长，晶状体血管膜消退、瞳孔更易散大、屈光间质更清楚和视网膜内出血吸收等。

· 复活：再次出现类似于急性期前附加病变或附加病变中的血管扩张和（或）迂曲。记录复活时应特别指出新病变的存在和位置，并用“复活”二字加以限定。例如，在复活过程中出现嵴，应被称为“复活的2期病变”。

· 远期后遗症：包括晚期视网膜脱离、持续性无血管视网膜、黄斑异常、视网膜血管病变和青光眼。

5.2.1　危险因素

早产儿视网膜病变是多因素疾病。确定危险因素能够帮助新生儿医师和眼科医师在筛查时制订详细的风险分级，采取必要措施阻止病情进展。在和早产儿视网膜病变密切相关的危险因素中，出生时低体重、早产、出生后吸氧都是众所周知的独立危险因素。除此之外，对于早产儿来说，长期机械通气、Apgar评分、贫血、败血症、肺部并发症、表面活性剂的使用、多次输血、坏死性小肠结肠炎、脑室出血（IVH）、血小板减少和心脏疾病都是早产儿视网膜病变发展的其他一些危险因素。

5.2.2　筛查指南

由于不同地区的风险状况和新生儿护理质量差异，各个地区的筛查指南各不相同。美国儿科学会（AAP）、美国小儿眼科和斜视协会（AAPOS）和美国眼科学会（AAO）建议对出生体重≤1500g或胎龄≤30周的婴儿进行视网膜筛查。体重在1500～2000g、胎龄＞30周且有长期吸氧史等风险因素的婴儿也应该接受筛查。英国指南建议对所有胎龄＜32周、出生体重＜1501g的早产儿进行筛查。

既往有报道表明，在发展中国家，如果使用西方指南进行筛查，可能有错过更成熟、更大体重的婴儿出现严重早产儿视网膜病变的情况。这就需要根据具体国家的发病率和疾病分布来调整筛查指南。以目前印度的早产儿视网膜病变指南为例，建议对所有出生时胎龄＜34周和（或）出生体重＜2000g的儿童进行筛查。那些出生时胎龄＞34周的儿童，若存在风险因素（长期需要吸氧、呼吸窘迫综合征、慢性肺病、输血、败血症、呼吸暂停、产后体重增加不良、心肺支持、脑室出血），也应该进行筛查。筛查应在婴儿从新生儿重症监护室/重症监护室转出前进行，或在婴儿出生后30天内进行，以较早者为准。胎龄＜28周、出生体重＜1200g的婴儿应在实际年龄2～3周进行筛查。

5.2.3 早产儿视网膜病变成像

由经验丰富的眼科医师进行间接检眼镜联合巩膜压迫检查被认为是早产儿视网膜病变筛查的金标准。这种方法的困难在于，缺乏训练有素的眼科医师，缺乏客观性，以及需要相关的学习曲线。非医师群体（如训练有素的眼科技术人员和护士）可以将所有这些因素转化为远程医疗筛查。在没有早产儿视网膜病变专家的偏远地区，数字视网膜成像设备现已经被有效用于客观的疾病记录、父母咨询和远程医疗筛查。

由于婴儿缺乏固视和自主配合，对早产儿眼底进行照相存在独特的挑战。早产儿视网膜病变的成像系统还需要是便携式的，以便携带至不同的新生儿重症监护室使用，还需要是广角的，能够对不同颜色的眼睛和眼底进行成像，用标准的医疗图像格式轻松传输文件，用于远程医疗。

最普遍用于早产儿视网膜病变筛查的眼底照相仪就是RetCam机器，它已被证明可用于远程医疗中。它是接触式的、广角的、需要散瞳的手持式成像设备，能够捕捉视网膜130°视场范围内的图像。RetCam Shuttle是RetCam的紧凑型、轻便型。该系统的RetCam 3版本具有眼底荧光素血管造影功能，可以观察视网膜血管的细节。

Trinetra Neo是一种新型的低成本、手持式、重量轻、便携式眼底照相机，可检查约120°的视场范围。它是使用发光二极管照明和基于液体透镜的聚焦系统。已发现它可以安全用于眼部检查。这种相机有可能在医疗资源匮乏的国家使用，从而实现更好的远程医疗保健（图5.1）。

ICON也是一种散瞳后使用的接触式手持眼底照相机，据报道，在获取暗色眼底图像时，其分辨率和色彩配置均有提高，也可使用该设备进行眼底荧光素血管造影。Panocam是一种无线接触式手持摄像系统，视场可达到130°。

非接触式眼底照相机也被用于早产儿视网膜病变的眼底照相和检测治疗、转诊。非接触式眼底照相机的缺点是婴儿双眼很难固定，造成运动伪影及大多数病例中无法获取周边视网膜的图像。Nidek NM200-D是一种便携式后极部视网膜照相机，视场为30°。Skalet等已经证明了采用这种眼底照相机在偏远地区筛查早产儿视网膜病变是可行的，它可以确定哪些病变需要转诊。Pictor是美国FDA批准的窄角视网膜照相机，视场为45°。使用这种改进的设备进行早产儿视网膜病变筛查可以记录附加和前附加病变，具有高的灵敏度和特异度。

Optos 200Tx是一种超宽视野非接触式眼底照相机，视场高达200°。Mao等通过将婴儿置于“飞行婴儿”的位置，证明了采用Optos 200Tx进行超广角成像的可行性。它包括用一只臂支撑患儿的下颏、胸部，另一只臂支撑头部。用开睑器保持眼睑张开并稳定眼球运动。超广角眼底图像显示非灌注区域，分界线和嵴，新血管形成及出血的存在，这使医师能够清楚地识别病变的分区和分期。

基于智能手机的眼底成像（SBFI）也被用于记录早产儿视网膜病变。借助不同的聚光透镜和专用透镜架，智能手机可以作为经济高效、方便且非接触的设备来获取质量不错的视网膜图像。

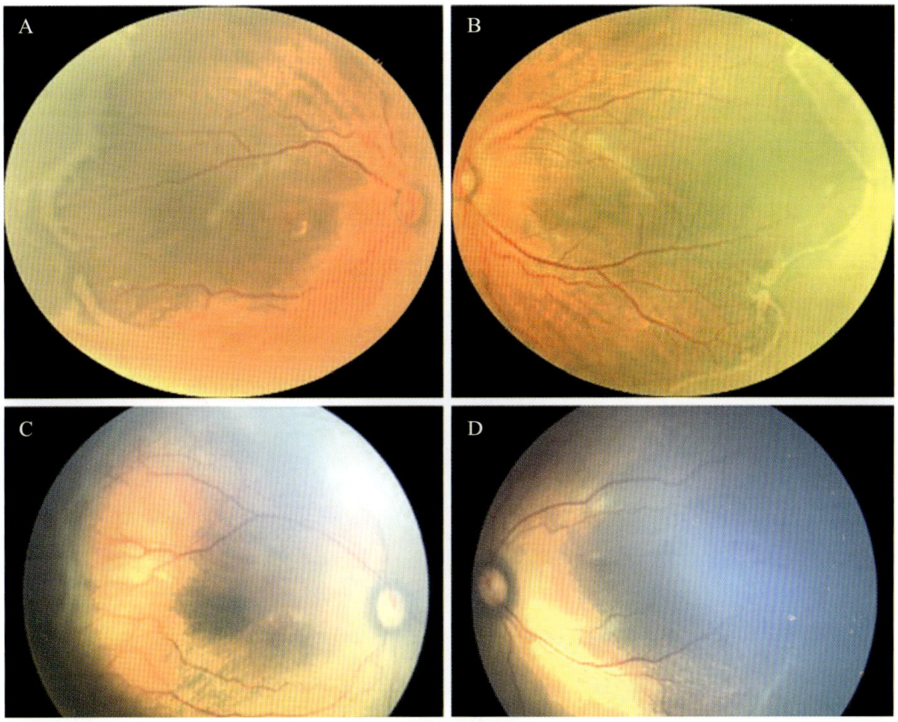

图5.1　采用Trinetra neo眼底照相仪比较广角眼底图像，上图显示一个患儿右眼Ⅱ区3期的早产儿视网膜病变（A）和左眼Ⅱ区2期的早产儿视网膜病变（B）。下图显示了使用Retcam 3拍摄的眼底照片，该照片为右眼（C）和左眼（D）Ⅱ区2期的早产儿视网膜病变

5.3　光学相干断层扫描（OCT）

随着便携式频域OCT（SD-OCT）和年龄可调整扫描模式的引入，现在可以在早产儿中进行OCT扫描。在急进型后极部早产儿视网膜病变和其他阶段的早产儿视网膜病变中，OCT均可检测到亚临床病变，这些病变通过间接检眼镜难以发现。在急进型后极部早产儿视网膜病变中，OCT在视盘附近也检测到了与爆米花样视网膜病变相对应的孤立性视网膜外病变，这是3期病变的前兆。SD-OCT也可检测导致早产儿黄斑中心凹轮廓发生改变的视网膜前膜。在早产儿中，主要存在于视网膜内核层的低反射状囊状间隙被定义为早产儿黄斑水肿。早产儿黄斑水肿通常是双侧的，是一过性的，能够自发缓解。两种模式的早产儿黄斑水肿曾被描述为一种是穹顶样中心凹，另一种是正常中心凹形态。这些囊样病变和早产儿视网膜病变的分期无关。早产儿黄斑水肿对黄斑发育和感光细胞功能的远期影响尚未可知。需要进行视功能测试来判断这些囊样病变是否对正常黄斑发育有不良影响。

医师可以倾斜手持探头来扫描视网膜周边部，检测Ⅱ区3期的病变。OCT也可用于确定4期病变中心凹受累的范围。研究表明，黄斑中心凹结构的异常解释了尽管视网膜成功复贴但视力结局仍不佳的原因。

还可以使用SD-OCT测量早产儿黄斑中心凹下脉络膜的厚度。早产儿的脉络膜平均厚度范围为324μm±79μm至356.9μm±75.8μm。Erol等研究显示，脉络膜厚度随着早产儿视网膜病变分期的进展而变薄，这是由于随着病情进展氧化应激增加所致。

OCT在早产儿视网膜病变中新提供的信息将有助于更好地理解疾病的病理生理学，并可能为早产儿视网膜病变对黄斑和视觉发育的潜在影响提供答案。此外，OCT可能为未来的治疗提供新的可量化参考。

5.4 光学相干断层扫描血管成像（OCTA）

目前没有商业的手持式OCT-A设备用来检查早产儿。Vinekar等报道了采用Optovue产品对急进型后极部早产儿视网膜病变进行检查的一些临床发现。Campbell等成功地采用一个雏形的手持式OCT-A产品观察了早产儿视网膜病变各期的微血管变化。该研究表明萎缩性视网膜区域的血流信号减弱，激光瘢痕区域的信号传输增加，以及视网膜前纤维增殖上方区域无血流信号。Kothari等已经证明了可以用臂式OCT-A检测极低出生体重婴儿黄斑中心凹无血管区的变化，并可以更好地了解早产儿的黄斑中心凹发育情况。OCT-A研究显示，与激光治疗相比，先前采用抗VEGF治疗的眼黄斑中心凹发育得更好。Mataftsi等显示，相较于没有视网膜病变的早产儿和年龄匹配的正常对照组，自发消退的早产儿视网膜病变人群，黄斑中心凹无血管区明显更小，血管密度更低。

5.5 眼底荧光素血管造影（FFA）

FFA已成为小儿视网膜血管疾病临床检查的有用辅助手段。广域FFA有助于记录和分析临床检查中可能遗漏的细微周边部血管变化（图5.2）。Retcam 3和Optos 200Tx已

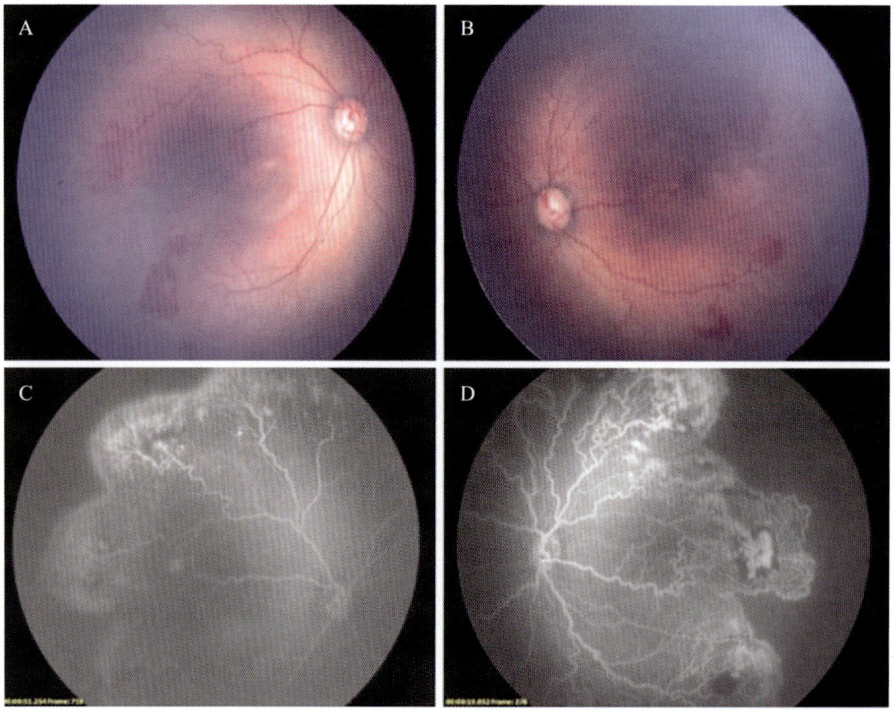

图5.2 一例28周胎龄、1000g早产儿的Retcam广角眼底照相显示，位于后极部Ⅱ区有附加病变的扁平新生血管或出血（A、B）。荧光素眼底血管造影确认并显示了在有血管和无血管交界处新生血管的范围（C、D）

成功用于记录婴儿的广角血管造影。FFA有助于识别视网膜血管异常，如急进型后极部早产儿视网膜病变中的非灌注区域、新生血管的范围、无血管环、残留跳跃区域和黄斑区灌注状态。

对于严重血管闭塞和血管形成局限于后极部Ⅰ区的婴儿，抗血管内皮生长因子（vascular endothelial growth factor，VEGF）治疗优于激光治疗（图5.3）。眼底荧光素血管造影有助于清楚地显示抗VEGF治疗后持续性无血管视网膜区域，并有助于指导是否需要再次治疗和随访。

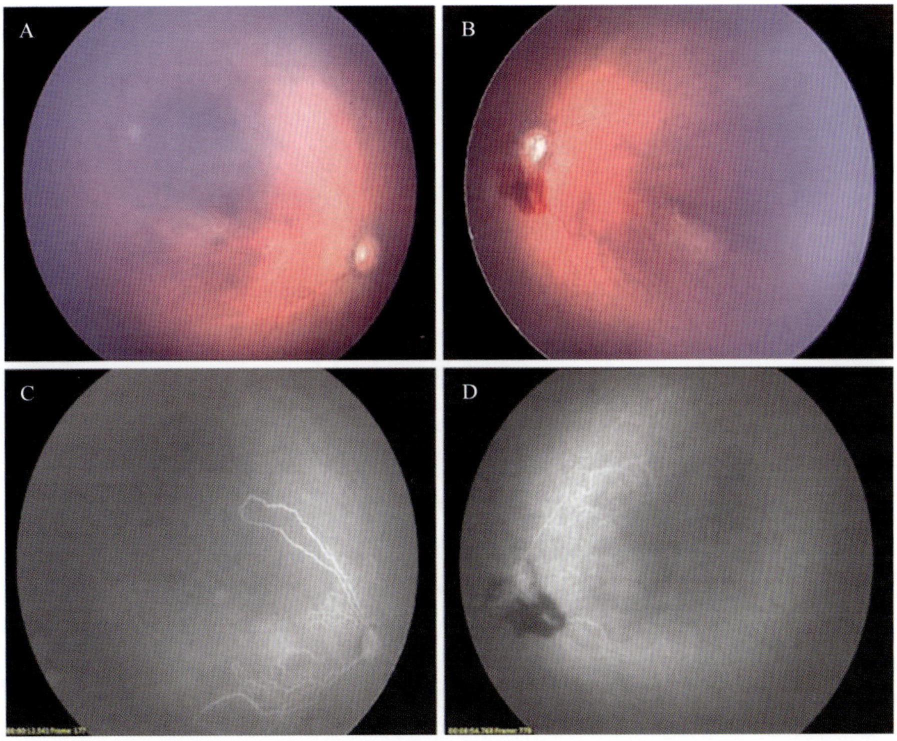

图5.3　Retcam眼底照相显示后极部Ⅰ区急进型后极部早产儿视网膜病变，后极部Ⅰ区（A、B）有血管袢和吻合支，以及视盘上的视网膜前出血（B）。荧光素血管造影证实双眼黄斑未灌注（C、D）。这个婴儿接受了抗VEGF治疗，希望视网膜血管化区域能够超越黄斑区

5.6　远程医疗在早产儿视网膜病变中的应用

随着越来越多的婴儿需要筛查，并且受到人力资源的严重限制，基于远程医疗的筛查在早产儿视网膜病变领域的作用已经扩大。远程医疗允许非眼科医师在线捕获图像，然后将图像传输给远程的早产儿视网膜病变专家。专家检查图像并提供有关治疗或随访的意见。需要紧急干预的婴儿可以致电转诊中心进行管理。

一项名为“Photo-ROP”的试验将远程医疗与床边双目间接检眼镜检查进行了比较，发现它们的效力相当。一项名为“e-ROP”的研究表明，在阅片中心主任的指导下，经过分级培训和认证后的非医师人员阅读和解释早产儿视网膜病变的图像，可以可靠地检

测出潜在的严重病变，并且具有良好的内部和外部一致性。斯坦福大学早产儿视网膜病变诊断网络系统（SUNDROP）是一个基于“集中星型模式”的远程医疗筛查程序。该大学的中央中心（远程筛查员）从6个周边的新生儿重症监护室收集Retcam（Clarity医疗系统）采集眼底数字图像。筛查者从中找出所有需要转诊和治疗的疾病图片。筛查程序的敏感度为100%，特异度超过99.5%，具有良好的阴性和阳性预测值。另一个类似的远程筛查项目是“卡纳塔克互联网辅助ROP诊断”系统，该计划已成功完成46 000多次照相和1000多次治疗程序。技术人员接受培训，将图像颜色编码为红色（1型早产儿视网膜病变），橙色（2型早产儿视网膜病变）和绿色（正常或成熟视网膜）。图像被上传到一个安全的远程平台上，并最终由早产儿视网膜病变专家进行分析。优先考虑红色标记的图像，以便当天做出诊断，患儿父母及时进行管理。与基于间接检眼镜的诊断相比，使用图像、分级和基于计算机的图像分析可以提高“附加病变”诊断的准确性和一致性。

5.7 管理

5.7.1 激光治疗

对周围无血管区域视网膜进行激光光凝术被认为是治疗早产儿视网膜病变的金标准。可以使用5%丙卡因表面麻醉或全身麻醉进行激光手术。早产儿视网膜病变早期治疗组（early treatment of retinopathy of prematurity，ETROP）显示，与冷冻治疗相比，在阈值期前用半导体激光光凝治疗无血管区域能使视网膜从解剖学和功能上获益。激光光凝术被推荐用于1型早产儿视网膜病变，其定义为：①伴随有附加病变的任何阶段的早产儿视网膜病变，或没有附加病变的Ⅰ区3期病变；②位于Ⅱ区的2期或3期病变，合并附加病变。激光治疗将周边缺氧状态的视网膜转化为无氧状态，从而减少对新生血管形成的刺激，延缓疾病进展。最近的研究表明，使用倍频Nd：YAG（532nm绿色）激光器的激光光凝治疗的效果与使用810nm波长效果相当。Sanghi等报道红外二极管和倍频Nd：YAG激光的疗效相当。这项研究还表明，在患有晶状体血管膜和视网膜前出血的眼睛中进行倍频Nd：YAG激光光凝治疗是可行的，它不会增加诱发白内障、前段缺血或前房出血的风险。与红外二极管激光器相比，已报道的Nd：YAG激光器的其他优势包括更高的“离焦阈值”，导致更少的激光斑被浪费、更少的疼痛感和更多的融合斑点。

传统上，激光灼烧会尽可能连续地应用于无血管视网膜区域，直至锯齿缘。尽管如此，ETROP指出，ROP进展到4期或5期的风险为15.7%。据报道，技术方面的细微改进对于严重的3期早产儿视网膜病变也是有用的。Ells等已经证明，在严重的Ⅱ区3期病变中，后极部激光治疗可使病变迅速消退，并没有增加安全隐患。这项研究建议，在伴有4个及以上融合的颞侧钟点位的3期病变、颞侧两个象限附加病变、与嵴相关的视网膜下液、轻微颞侧牵拉及嵴与黄斑中心凹之间至少3000μm距离的情况下，采用“嵴后”激光作为一线治疗手段。

Yetik等主张在Ⅱ区1型阈值前病例中进行局限性激光治疗（用5～6行激光点360°覆盖分界线）。这可以防止大量周边视网膜被消融。局限性激光治疗是基于作者新提出的假设，即早产儿视网膜病变是一种最初局限于玻璃体视网膜交界面的病变，是正常视网膜血管异常生长到玻璃体中的结果。未成熟的玻璃体视网膜界面与未成熟的内界膜之间的不确定性，可导致视网膜血管生成异常。在分界线/嵴周围进行局限性激光治疗可以阻止血管向玻璃体内生长，从而使内界膜和玻璃体视网膜界面更加成熟，并使病变消退。

5.7.2　手术治疗

进展期4期和5期早产儿视网膜病变的治疗涉及采用巩膜扣带术或玻璃体切除术干预。手术的主要目的是解除嵴到锯齿缘、嵴到晶状体及嵴到嵴的牵拉。尽管可以对4A期或4B期的早产儿视网膜病变采取巩膜扣带术，但为了保证眼球生长，需要在1岁前进行二次手术去除巩膜扣带。微创玻璃体切除术（MIVS）的引入不仅改善了功能和解剖结局，而且减少了手术时间和手术创伤。MIVS的几项进步包括使用较小的玻切头（23G、25G和27G），每分钟高达10 000次的高切割速率，带阀门的套管系统，改进的照明设备，以及可以更好地接近紧密视网膜褶皱的专用仪器（图5.4）。保留晶状体的玻璃体切除术采用通过睫状冠或虹膜根部、距角膜缘1～1.5mm的巩膜穿刺口。晶状体切除联合玻璃体切除术主要用于5期早产儿视网膜病变伴随晶状体后纤维增生；或牵拉/嵴向前延伸至晶状体囊膜的4B期早产儿视网膜病变。

5期早产儿视网膜病变手术的主要目的是从视盘去除沿中央轴牵拉视网膜的纤维条索，使后极部的漏斗打开。然后仔细解剖周围无血管区视网膜和嵴之间的僵硬组织。

对于4期早产儿视网膜病变患者，采用25G玻切头的玻璃体切除术（成功率81%～100%）的手术结果远优于采用20G玻切头的玻璃体切除术（成功率62%～92%）。关于5期早产儿视网膜病变中采用MIVS的报道有限。据报道，采用23G/25G玻切头的MIVS

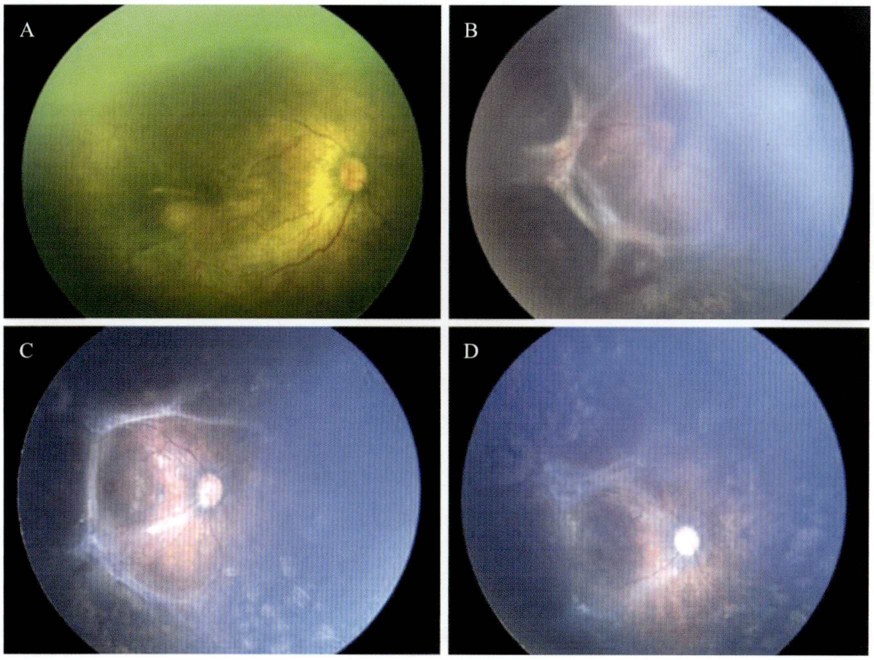

图5.4　Retcam眼底照相显示一名早产儿右眼急进型后极部早产儿视网膜病变（A），即使采取了融合性激光光凝治疗仍然进展为4A期牵拉性视网膜脱离（B）。该眼采用25G微切口玻璃体切除术后1周（C）和2个月（D），嵴已完全平复

系统在5期早产儿视网膜病变中的手术成功率为33%～45.4%，而采用20G玻璃体切除系统的手术成功率为13%～42%。

与良好的结局指标相关的因素包括4期病变，既往进行过激光治疗，保留晶状体的玻璃体切除术和采用25G而非23G的MIVS手术。术中意外视网膜破裂的形成与早产儿视网膜病变手术不良解剖结构预后相关，应在术中仔细辨认来避免。

5.7.3 抗VEGF治疗

血管内皮生长因子（VEGF）对于胎儿期血管生成很重要，并且被认为是早产儿视网膜病变中异常新生血管形成病理过程中的关键介质。冷冻和激光治疗是早产儿视网膜病变治疗的标准手段，可以通过破坏周边视网膜无血管区来降低VEGF水平。但研究显示，在Ⅰ区病变和急进型后极部早产儿视网膜病变中，即使采用冷冻和激光进行有效治疗，也只能获得较差的解剖和功能预后。除此之外，还有相关的眼部并发症，如高度近视和周边视野缺失。在这种情况下，抗VEGF治疗成为治疗早产儿视网膜病变的新兴手段，尤其是对于位于Ⅰ区的病变。目前，各种抗VEGF药物，如贝伐单抗、雷珠单抗、阿柏西普、培加他尼和康柏西普均被评估用于治疗早产儿视网膜病变。

BEAT-ROP研究是首个证明0.625mg贝伐单抗可有效治疗位于Ⅰ区或后Ⅱ区伴随附加病变的3期ROP的前瞻性随机研究。据报道：在矫正胎龄（妊娠周+出生后周数）54周时，和传统激光治疗相比，贝伐珠单抗的复发率更低（22% vs 4%），在Ⅰ区病变患者中研究结果具有统计学意义，但在Ⅱ区病变患者中并非如此。在BEAT-TOP研究中，抗VEGF治疗眼比激光治疗眼在两年半后的近视度数更低。

对于玻璃体腔注射抗VEGF药物治疗的一个主要担忧是远期系统性并发症。研究显示玻璃体腔注射抗VEGF药物后，循环系统中出现抗VEGF因子，导致血清VEGF水平降低。已知VEGF调控许多其他器官或系统的生长，如大脑、肾、肝、造血系统、肺和骨。贝伐单抗分子量更大，其在玻璃体和血清中的半衰期远高于雷珠单抗［玻璃体半衰期：（5.6～6.7）天vs 3.2天；血清半衰期：20天vs 2小时）］。阿柏西普的参数位于以上两个药物之间（玻璃体半衰期：4.8天；血清半衰期：11.4天±4.8天）。

因此，抗VEGF治疗对器官生长和功能的远期系统副作用（尤其是神经发育）不能被忽视，需要进一步详细研究。

PEDIG研究组评估了贝伐珠单抗不同剂量（0.25mg/0.125mg/0.063mg/0.031mg）治疗Ⅰ型ROP的效果，结论表明：即使最低剂量（0.031mg，仅为BEAT-ROP研究用量的5%）在给药4周后仍对90%患眼（10眼中9眼）有效。与贝伐珠单抗相比，雷珠单抗在早产儿玻璃体内给药后对VEGF的全身抑制时间较短（7天）。最近有研究评估了减少雷珠单抗剂量对疾病的结局和相关全身不良事件的影响。

RAINBOW是一项非盲随机对照试验，研究了0.1mg或0.2mg雷珠单抗玻璃体腔注射与激光治疗极低出生体重儿（＜1500g）Ⅰ区和Ⅱ区早产儿视网膜病变的疗效。该研究报道雷珠单抗的总体治疗成功率是80%（0.1mg）和88%（0.2mg），单独激光光凝的成功率是66%。该研究未发现玻璃体腔雷珠单抗注射治疗后全身VEGF抑制的确凿证据。雷珠单抗也显示出可接受的短期安全性，同时全身副作用在所有三个治疗组中是相当的（0.1mg雷珠单抗、0.2mg雷珠单抗和激光组）。根据报道，全身性事件可能与早产本身有关而不是治疗。

和以上实验相反，也有些研究者表明，早产儿采用抗VEGF注射对神经认知发育有损伤作用，包括更低的运动评分，很差的早期认知功能，抗VEGF注射后早产儿高死亡率。但是，在所有类似研究中并不能排除抗VEGF注射组其他混杂因素，如低出生体重、早产、延长通气和用氧。虽然有关于注射后血栓栓塞、呼吸衰竭、肝功能不全、肾病的报道，但是它们和抗VEGF药物本身的关联并没有获得令人信服的证明。需要更多的长期研究来探寻与抗VEGF因素相关的眼部和全身性副作用。

5.7.4　人工智能（AI）和深度学习在早产儿视网膜病变中的应用

随着远程医疗在早产儿视网膜病变中的发展，基于计算机的图像分析（CBIA）在早产儿视网膜病变中正经历模式革新。在深度学习出现之前，传统的基于机器的学习涉及烦琐的步骤，即定义特定感兴趣的疾病特征，然后使用定义清晰的算法进行特征提取并训练分类子集，最后在未知数据集上验证性能。系统的表现有可能被以上任何一个步骤影响。早期的CBIA系统采用人工和半自动方法检查眼底照片中的血管直径和迂曲程度，用于早产儿视网膜病变的诊断。由于血管分段不精确，或勾勒后极部血管费时的手动输入，这些系统诊断效能有限。

近年的重大转变是从机器学习转向深度卷积神经网络（CNN），即深度学习。深度学习分类器无须外部指令即可自主聚焦关键特征，基于CNN的系统在ROP诊断中已达到人类专家水平。

DeepROP是一个自动早产儿视网膜病变筛查程序，它可以正确检测是否有早产儿视网膜病变的特征性病变（Id-Net），还能够进行疾病严重程度（Gr-Net）的分级。i-ROP深度学习系统（i-ROP-DL）可通过精准血管分割实现对附加病变分类。DeepROP和i-ROP-DL程序都使用公共数据集Image-Net进行训练，它们的判定和专家意见显示出了很强的一致性。早产儿视网膜病变血管严重程度评分（评分来自于i-ROP-DL对早产儿视网膜病变的筛查）能够用于检测病变进展、治疗后是否消退和区分急进型后极部早产儿视网膜病变的进展速度。

尽管AI有望解决ROP筛查难题，但其临床应用仍面临障碍。实现AI诊断落地需协同推进：建立标准化数据采集规范、完成真实外部验证、论证临床可行性。在投入实践前，必须充分评估技术可行性、伦理合规性、临床适用性、经济成本及监管框架等核心问题。

5.7.5　早产儿视网膜病变诊疗中的法律风险

早产儿视网膜病变诊疗中的医疗事故索赔主要源于筛查时机失误导致的干预延误或转诊疏漏。我们可通过充分理解婴儿父母、重症监护室、各监护人员、社工、诊所工作人员和筛查医师之间的复杂作用来尽量规避法律风险。这里面的核心要素包括：①通过书面和口头双重告知使家属深度参与筛查流程，让其知道必须遵守的随访时间窗、ROP潜在致盲风险、及时治疗的关键性。出院前完成首次筛查可能会有助于提升随访依从性。②建立新生儿科医师、产科医师、护理人员与眼科医师的无缝衔接机制，确保零漏筛。最后，眼科医师必须持续更新所属地区现行筛查指南和随访方案。

本章要点

1.本章简要总结了目前早产儿视网膜病变的疾病负担，以及最新的筛查指南和管理方案的最新进展。

2.眼底照相、FFA、OCT和OCT-A是对临床双目间接检眼镜检查的有用辅助手段。这些辅助检查提供的新信息能够帮助我们更好地理解早产儿视网膜病变的病理生理学特征，提高我们对黄斑和视觉发育/成熟的理解。

3.远程医疗为使用双目间接检眼镜进行筛查提供了一种可行、有效和客观的替代方法，对于缺乏训练有素的眼科医师的地方来说，这是一种福音。

4.虽然由治疗引起的持续性无血管视网膜的远期安全性和长期随访时间表仍未确定，但抗VEGF注射仍是治疗严重Ⅰ区病变的有效补充手段。对于大多数ROP病例来说，激光光凝仍然是非常有效的治疗手段。

5.人工智能和自动检测似乎有望用于ROP检测，但其临床应用需要进一步研究。

（杨国渊　译　刘陇黔　审校）

第6章

婴儿眼周血管瘤

Swathi Somisetty，Lili Montoya，Harper Price，Aparna Ramasubramanian

6.1 引言

婴儿血管瘤（infantile hemangiomas，IH）是婴儿期最常见的良性血管肿瘤，它可以表现为身体任何部位的小而孤立的病变或大块的节段性受累病变。根据IH的位置和大小，可能会表现为从溃疡到重要功能损伤，再到消退后影响美观的不同程度的并发症。由于眼周IH的发病率和严重的眼部并发症，遇到这些病例的眼科医师对其自然病史、临床表现、治疗和并发症的全面了解是很有价值的。本章将综述眼周IH患者的流行病学、发病机制、临床表现、诊断和最新治疗进展。

6.2 流行病学

IH的发病率为4%～5%。IH在女性和非西班牙裔白种人婴儿中更为常见。最显著的危险因素是早产和低出生体重。在体重低于1000g的婴儿中，有高达23%的婴儿至少患有一种IH，而足月婴儿的发病率为1%～4%。其他危险因素包括高龄产妇、多胎妊娠、体外受精、羊膜腔穿刺术、绒毛膜取样、产前阴道出血和多次妊娠。

12%的IH发生在眼周区域。约60%的眼周或眼眶内IH可导致并发症并带来较高的发病率。弱视是眶周/眶内IH出血的常见后遗症，患病率为43%～60%。早期识别和治疗起始期的眶周IH可显著改善发病率和患者预后。

6.3 发病机制

IH的发病机制尚未完全阐明。这种血管肿瘤以增生期和退化期为特征，有证据表明，IH中发现的血管与正常的血管系统不同。血管形成，或从干细胞前体形成新的原始血管，通过血管内皮细胞的克隆增殖导致了这种血管肿瘤的生长。研究表明，增殖性和消退期血管瘤的内皮细胞的独特之处在于它们具有葡萄糖转运蛋白-1（GLUT-1）和胎盘相关血管抗原的高表达，这些标志物可以帮助区分IH和其他血管肿瘤或血管畸形。已知唯一具有类似基因表达的其他脉管系统是胎盘绒毛膜绒毛，这表明IH与胎盘在发病机制中存在联系。在增殖生长期，血管生成因子过度表达，包括成纤维细胞生长因子、增殖细胞核抗原、血管内皮生长因子（VEGF）和Ⅳ型胶原酶。随着IH过渡到退化期，内皮细胞的凋亡超过血管生成，纤维脂肪组织开始发生沉积（Khan，2008）。在组织学上，毛细血管层的纤维化预示着退化过程，并且可见较多的肥大细胞。组织金属蛋白酶表达增加，从而抑制血管形成。触发从增殖阶段过渡到退化阶段的潜在机制尚不清楚。

早产儿视网膜病变与IH也有相似之处。有IH的早产儿比没有IH的早产儿更容易发生早产儿视网膜病变。

6.4 临床表现

婴儿血管瘤（包括眼周血管瘤）的自然病程特征是出生后第一年为增殖生长期，随后进入消退期。约1/3的IH在出生时就有先兆病变，通常是一种带有环状苍白血管收缩晕环的轻微的毛细血管扩张斑片，或一种可被误认为瘀伤或擦伤的红色至紫红色的斑片。出生后不久，增殖期开始，5.5 ～ 7.5周是生长最快的时期。到3月龄时，大多数血管瘤已达到其最终大小的80%，而在5月龄时80%的血管瘤已完成生长。剩余的IH增长可能会持续到6 ～ 12个月，但速度较慢。在9 ～ 12个月后，IH开始进入退化期，这一过程可能持续数年。到4岁时，约90%的IH已发生退化。需要重点认识的是，即使在完全消退后，55%的IH会留下永久性的皮肤变化，如毛细血管扩张、萎缩或纤维脂肪组织沉积，取决于发生的部位在美容方面可能造成缺陷。

婴儿血管瘤的分类是基于皮肤或软组织受累的深度（浅表、深部、混合性）和病变的范围（局部、节段性、模糊的）。浅表血管瘤表现为鲜红色、血管性丘疹或斑块，无深部皮下成分（图6.1）。深部IH在皮下生长，没有覆盖皮肤，因此可以观察到在皮下的蓝色色调的病变。混合性血管瘤同时具有深部和浅表病变的特征。在评估患者时识别这些不同的血管瘤亚型是重要的，因为它们的生长模式略有不同。

深部IH的平均生长开始时间比浅表血管瘤晚1个月，并且持续生长的时间也更长。节段性和眶周血管瘤也表现为生长阶段延长，并与发病率增加相关。因此，这些IH亚型通常需要更长的随访、治疗和监测时间。

眼周IH可根据其相对于眼眶的位置进行分类。IH可发生在眼球前并累及眼睑，也可发生在锥外或骨性眼眶后方但不累及眼外肌，或发生在锥内或眼外肌锥内。婴儿眼周血管瘤最常见于上眼睑或眼眶内。在眼周IH患者中，约30%在身体其他部位有血管瘤，

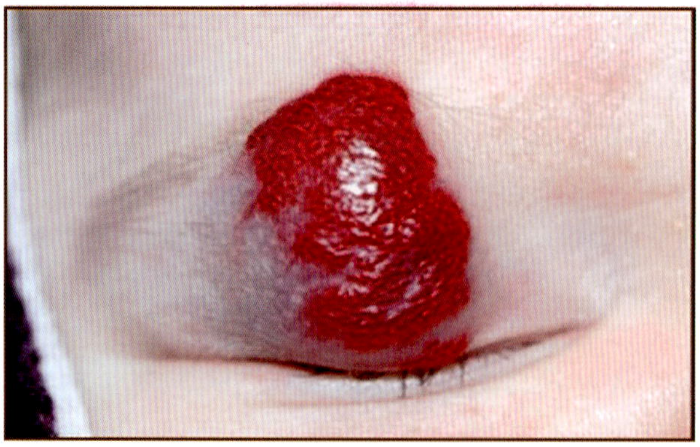

图6.1 右眼上睑血管瘤导致上睑下垂和视力遮挡

这表明了全身皮肤检查在IH诊断时的重要性。眶周血管瘤的自然病史与婴儿视轴发育相吻合，从而导致了罹患弱视的风险。

婴幼儿眼周血管瘤或其他面部大节段性IH可与全身性疾病相关，包括PHACE综合征（颅后窝畸形、血管瘤、动脉病变、心脏畸形/主动脉缩窄、眼部异常）。熟悉这种疾病很重要，因为特殊的影像学检查和专科会诊是必要的。任何有大于5cm的大节段性IH的患者都应考虑PHACE综合征。血管瘤可能直接也可能不直接累及眼周区域，但其与眼部结构异常有关，眼科检查时应谨慎（尽管存在争议）。

眼周IH和其他可能的系统性关联如下：

- PHACE综合征（颅后窝异常、血管瘤、动脉病变、心脏畸形/主动脉缩窄、眼部异常）。
- PHACE综合征的IH呈节段性，较大（＞5cm）。
- PHACE综合征的IH可能发生在眼周。
- 与IH不同，PHACE综合征与眼部结构性异常有关，包括眼后段异常（PHACE综合征诊断的主要标准）和眼前段异常（PHACE综合征诊断的次要标准）。
- 虽然存在争议，所有接受PHACE综合征检查的婴儿都应由眼科医师进行评估（在没有眼周IH的PHACE综合征患者中，眼科检查的概率较低）。

6.5 诊断

IH通常是根据临床表现诊断的，很少需要进一步的影像学检查或活检。从家庭中获得详细的病史，阐明病变的发生和生长史，加上临床表现，往往足以做出诊断。然而，在某些情况下，临床诊断可能会变得具有挑战性，特别是当病变类似于血管畸形、毛细血管畸形（如鲜红斑痣或单纯痣）或其他皮下肿瘤时。例如，在出生后的最初几周，IH和鲜红斑痣可能难以鉴别，并且需要监测病变的生长和增厚迹象，因为这是IH的提示。深部IH也难以与其他皮下肿瘤或血管畸形区分，如果对诊断有任何疑问应引起高度怀疑，需尽早完成影像学检查和（或）活检。

如果担心累及全身，也应考虑影像学检查。例如，当怀疑PHACE综合征时，应完善头颈部MRI/MRA检查以进行解剖评估。如果有5个或更多的IH，应进行肝脏超声检查以评估是否存在肝内血管瘤。对于眼眶深部血管瘤，可考虑行眼眶MRI检查以评估病变范围。

6.6 鉴别诊断

以下是IH的鉴别诊断，特别是眼周区域。以下内容不是一份详尽清单，但其描述了最常见的替代诊断。

- 毛细血管畸形
  - 单纯痣
  - 鲜红斑痣
- 其他血管肿瘤
  - 静脉和（或）淋巴畸形
  - RICH（迅速消退型先天性血管瘤）

- NICH（不消退型先天性血管瘤）
- 丛状血管瘤
- 卡波西血管内皮瘤
- 深部IH与眼内/眼周肿瘤
- 横纹肌肉瘤
- 神经母细胞瘤
- 丛状神经纤维瘤
- 深部IH与眼眶囊肿
- 皮样囊肿
- 表皮样囊肿
- 畸胎瘤
- 绒毛膜癌

6.7 并发症

与血管瘤的总并发症发生率相比，眼周IH更常与并发症相关，并发症发生率分别为63%和24%。

- 眼周IH引起的弱视可由3种不同的机制引起：

- 散光或近视可能是血管瘤的肿块压迫眼睛而发生的，这可能导致双眼之间的不对称性的屈光不正（屈光参差）。如果不及时矫正，可能会发展为屈光性弱视。这是眼周IH患者发生弱视的最常见原因。

- 视轴遭到部分或完全的遮挡可导致形觉剥夺性弱视。

- IH肿瘤的占位效应导致的眼球移位或眼外肌的累及可导致斜视（眼球的不对称），进而导致弱视。

- 幸运的是，与使用普萘洛尔前相比，使用普萘洛尔后的弱视发生率较低。

- IH肿块引起的眼球突出可导致暴露性角膜病变。
- IH延伸至球后间隙可导致压迫性视神经病变或眶内结构受压，尽管这是罕见的。
- 根据肿块的位置不同，也可能发生鼻泪管阻塞。
- 与其他部位相比，溃疡在眼周IH中不常见，但仍可发生。
- IH增生可导致永久性毁容或皮肤改变，包括纤维脂肪组织残留、皮肤松弛症、毛细血管扩张、皮肤褪色、面部标志（眼睑皮肤、眼睑边缘、睫毛、眉毛）扭曲或凹陷。在一项研究中，42%的儿童有残留皮肤改变，是眼周IH的退化。
- 当眼周IH被分类为深部型或混合型、大于1cm、累及上睑（特别是引起上睑下垂时）、位于鼻侧、节段性、锥内或锥外时，其更容易发生并发症。

6.8 治疗

- 虽然大多数婴儿血管瘤因其好发的位置和较小的体积而不需要治疗，但相当数量的更复杂的血管瘤确实需要治疗。眼周血管瘤往往与并发症相关，因此需要治疗的比例很高。在一项研究中，纳入了89例眼周IH患者，其中89%的患者需要某种形式的治疗。如果在显著生长期（5.5～7.5周龄）之前开始治疗，这些更复杂的血管瘤的发病率就会降低。

- 儿童皮肤科医师和眼科医师之间的共同管理及密切沟通可能会有所帮助，特别是在复杂的病例中。
- 目前主要的治疗是口服普萘洛尔（图6.2），在某些情况下，外用噻吗洛尔。口服普萘洛尔可有效治疗97%的IH并促进其消退，且儿童耐受性良好。
- 口服普萘洛尔的剂量通常是2～3mg/（kg·d），分为每天2次或每天3次。深部IH（包括眼周区域的IH）通常需要较高剂量的普萘洛尔［3mg/（kg·d）］。理想的治疗应该在快速增殖期之前开始，并至少持续到生命的第1年。然后可以开始在密切监测下进行普萘洛尔的撤药，以防止反弹。偶尔的情况下，血管瘤需要口服普萘洛尔治疗达数年之久。
- 外用噻吗洛尔已被证明可导致小而表浅的IH消退（图6.3），但对于眼周血管瘤患者应谨慎使用。外用噻吗洛尔的应答率低于全身使用β受体阻滞剂，并且考虑到视力丧失的风险，全身用药的快速起效性可能更为必要。
- 当β受体阻滞剂无效或有禁忌时，可考虑的其他治疗方案包括皮质类固醇、脉冲染料激光或手术减瘤手术。过去β受体阻滞剂对IH消退的疗效被发现之前，这些疗法被更多地应用。
- 即使在使用普萘洛尔治疗后仍可能有残余肿块需要手术。
- 在极少数情况下，患者可能无法耐受普萘洛尔的副作用，导致停药。在一项研究中，普萘洛尔不良事件的发生率高达33%，但仅5%患者的副作用严重到需要停药。在

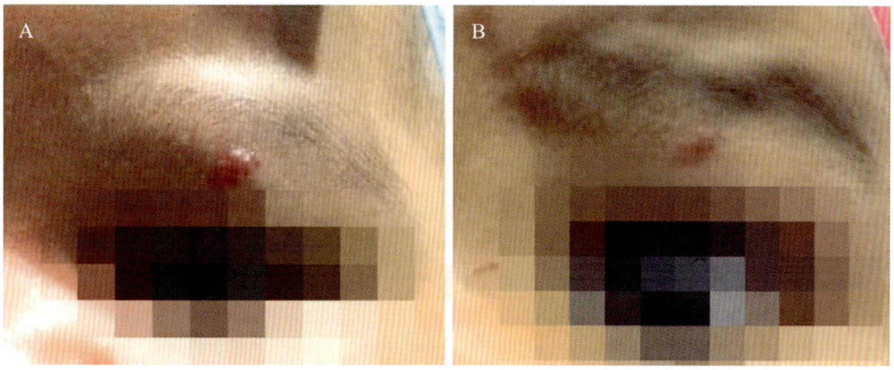

图6.2　左上眼睑血管瘤导致散光（A），普萘洛尔的治疗效果良好（B）

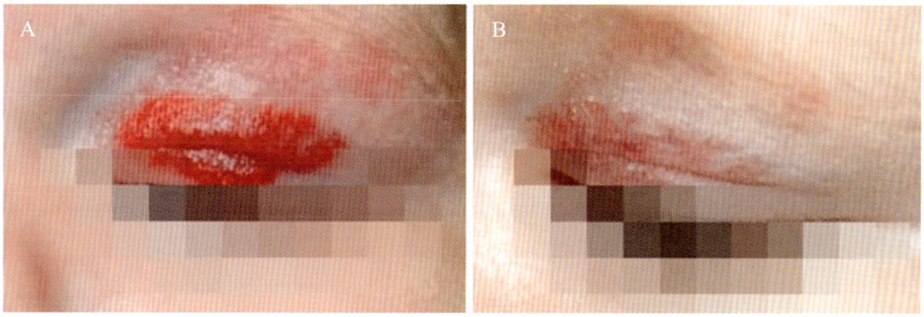

图6.3　上眼睑浅表血管瘤（A）对局部噻吗洛尔表现出良好的反应（B）

2019年美国眼科学会的另一项研究中，227例患者中只有2例因β受体阻滞剂并发症而需要停止治疗。普萘洛尔的轻微副作用更常见，包括睡眠障碍、肢端发绀、腹泻、呕吐或烦躁不安。其他更严重但不常见的副作用包括低血糖、短暂性心动过缓、低血压或支气管痉挛。在适当的咨询和监测下让婴儿服用普萘洛尔对于降低不良事件的可能性至关重要。遗憾的是，目前还没有关于如何监测口服普萘洛尔治疗婴儿IH的共识指南。

6.9 总结

婴幼儿眼周血管瘤是一种独特的IH亚型，与视力丧失相关的发病率增加相关。它们往往需要用β受体阻滞剂治疗，以防止永久性的视觉和美容后遗症。熟悉眼周IH的临床表现、诊断和治疗对眼科医师而言很关键。

本章要点

1. 血管瘤是儿童常见的良性血管肿瘤，多见于眼周区域。
2. 约50%的血管瘤患者会发生弱视。
3. 普萘洛尔是治疗血管瘤有效的一线药物。

致谢
本研究没有从公共、商业或非营利部门的资助机构获得任何具体的资助。

（陈冰洁 译 刘陇黔 审校）

第7章 儿童葡萄膜炎的治疗现状

Maureen C.Farrell，Pujan R.Patel，Meghan K.Berkenstock

7.1 儿童葡萄膜炎的概述

儿童葡萄膜炎是一种不常见的疾病，估计其发病率为4.3/10万，患病率为27.9/10万。其中，非感染因素最常见，占儿童葡萄膜炎病例的75%～88%。在美国，约22 000名儿童患非感染性葡萄膜炎，其中3/4的炎症局限于前房。最常见的病因包括幼年特发性关节炎（juvenile idiopathic arthritis，JIA）、结节病、肾小管间质性肾炎和葡萄膜炎综合征（tubulointerstitial nephritis and uveitis syndrome，TINU）。儿童葡萄膜炎是一种不常见的疾病，通常是无痛和慢性的。因此，随着时间的推移，由于累积的疾病负担（包括弱视的风险），儿童可能出现显著的视力损害。

几项回顾性队列研究描述了儿童葡萄膜炎的人口统计学特征、病程和视力结果。其中一项回顾性多中心研究纳入了527例儿童葡萄膜炎患者，其诊断中位年龄为9.4岁且无性别差异，这项研究发现葡萄膜炎最常见的病因是特发性（29%），JIA（21%）和睫状体平坦部炎（17%）。除病因外，葡萄膜炎也可以根据炎症发生的解剖位置进行分类：前葡萄膜炎、中间葡萄膜炎、后葡萄膜炎或全葡萄膜炎。在这些亚型中，前葡萄膜炎是最常见的（45%），且比起后葡萄膜炎或全葡萄膜炎，严重视力损害的可能性更小。在前葡萄膜炎病例中，近50%的病因是JIA。相比之下，在中间葡萄膜炎病例中大多数（57%）被确诊为睫状体平坦部炎。后葡萄膜炎和全葡萄膜炎是最少见的亚型，弓形虫病（35%）和其他感染性因素（26%）是后葡萄膜炎最常见的病因。相反，自身免疫性疾病是全葡萄膜炎的最主要病因，包括小柳原田综合征（VKH）、白塞病（BD）和结节病。

在讨论治疗方案时，首先要了解大多数儿童葡萄膜炎病例是慢性并逐渐进展的，发病时常见的并发症包括虹膜后粘连、白内障和带状角膜变性。重要的是，每种并发症的发生都与病程有关。多年未控制的慢性炎症可导致白内障、高眼压、青光眼和黄斑囊样水肿的形成，这些并发症都有视力损害的风险。因此，非感染性葡萄膜炎的治疗主要是使用局部和口服糖皮质激素来快速控制炎症，同时使用非激素类的免疫抑制剂来维持对眼部炎症的长期抑制。糖皮质激素有一些全身副作用，儿童特别容易受到这些副作用的影响，包括长骨骨骺过早闭合、高血糖、骨质疏松和发育中的下丘脑-垂体-肾上腺轴失调，免疫抑制剂避免了这些副作用。在此，我们将讨论前面提到的每一种儿童葡萄膜炎及其循证治疗指南。

7.2 幼年特发性关节炎相关性葡萄膜炎

7.2.1 流行病学

JIA是儿童期最常见的风湿病，有7种亚型，其常见的一种并发症就是葡萄膜炎，年发病率为2% ～ 21%，患病率为9% ～ 14%。JIA相关性葡萄膜炎的危险因素包括女性、少关节亚型、发病年龄＜6岁、抗核抗体血清学阳性、类风湿因子阴性。不过，其他亚型的JIA也可能出现葡萄膜炎，如附着点炎症相关的关节炎，它与HLA-B27阳性相关，通常引起急性前葡萄膜炎，而大多数（67% ～ 89%）JIA相关性葡萄膜炎是慢性和双侧发生且常是前葡萄膜炎。这种葡萄膜炎通常是在全身疾病诊断后才被诊断，但高达10%的葡萄膜炎可以在关节症状出现之前诊断出来。发病时并非总是会出现疼痛、眼红等眼部症状和体征，因此，常规眼科检查对于发现隐匿性的眼部炎症至关重要。

7.2.2 检查

根据2019年的美国风湿病学会/关节炎基金会指南，患有JIA的儿童应每3 ～ 12个月定期进行眼部检查。确切的频率应基于个体特定的危险因素，包括JIA亚型、ANA血清阳性、发病年龄和病程。例如，患有全身性JIA、类风湿因子阳性的多发性关节炎或附着点炎症相关的关节炎的患者可被归类为中低风险，仅需每6 ～ 12个月检查一次。对于所有其他JIA亚型，同时存在ANA阳性、发病年龄小于7岁且病程持续不超过4年被认为是高风险，需要每3个月检查一次。如果缺乏这三个特征中的任何一个，则患者可被认为是中低风险，因此需要每6 ～ 12个月检查一次。诊断后的后续随访基于炎症的严重程度、治疗反应及眼部并发症的监测情况进行安排。

7.2.3 治疗

初始治疗包括局部使用糖皮质激素，如1%醋酸泼尼松龙。1 ～ 2次1%醋酸泼尼松龙是可接受的日剂量，而每天≥3次则有更大的并发症风险，包括白内障的形成。此外，如果房水闪辉等级较高，会增加虹膜后粘连的风险，可考虑局部使用睫状肌麻痹剂，如0.5% ～ 1%的托吡卡胺或环喷托酯。如果局部激素治疗3个月后，炎症仍未得到充分控制，或者每天需要使用超过2次的1%醋酸泼尼松龙（或等量的其他糖皮质激素滴眼液），则需要免疫抑制治疗。在这些药物中，包括甲氨蝶呤在内的改善病情抗风湿药物（disease modifying anti-rheumatic drug，DMARD）是一线治疗药物。具体来说，甲氨蝶呤可以口服或皮下注射，皮下注射绕过肝脏的首过代谢，具有较小的胃肠道副作用和更高的血浆浓度。在75%的病例中，改善病情抗风湿药物需要3个月或更长时间才能显示治疗效果。这种药物应用于JIA相关性葡萄膜炎的治疗策略与其他类型葡萄膜炎是一致的，有约25%的患者需要两种免疫抑制药物。由于这些药物可能产生全身副作用，刚开始的时候，每4 ～ 8周应检查全血细胞计数和血生化全项，然后每2 ～ 3个月评估一次全身毒副作用；不过，如果剂量超过17.5mg/m^2，则可能需要更频繁的监测。

如果使用最大耐受剂量的单一药物不能控制病情，则需要使用第二种免疫抑制药物。自2016年美国FDA批准阿达木单抗用于治疗JIA相关性葡萄膜炎以来，又有几项研究证明了英夫利西单抗的疗效，随后，美国葡萄膜炎协会把肿瘤坏死因子（TNF）抑制剂推荐为二线药物。SYCAMORE试验研究了阿达木单抗控制甲氨蝶呤难治性JIA相关性葡萄膜炎的有效性，该试验的5年结果显示阿达木单抗耐受性良好。此外，治疗1～2年后停药与疾病复发无关。然而，SYCAMORE试验中阿达木单抗在患者中使用的成本效果分析估计，与单独使用甲氨蝶呤相比，基于其每个质量调整生命年的增量成本，该药物需要降低84%的价格才能证明其使用的合理性。ADJUST是一项目前正在招募的临床试验，其中118例经阿达木单抗控制了的JIA相关葡萄膜炎患者将被随机分配到继续阿达木单抗治疗或停止治疗，主要是确定停止治疗是否与1年后葡萄膜炎复发相关。与皮下、自我给药的阿达木单抗相比，英夫利西单抗是通过静脉输注给药，并不是美国FDA批准用于治疗非感染性葡萄膜炎的药物。然而，它是另一种标签外治疗选择，可以根据临床炎症情况调整治疗，按照mg/kg增加剂量或缩短输注间隔。一旦炎症达到静止状态，甲氨蝶呤应与一种生物制剂联合治疗至少12～24个月。然而，2019年美国风湿病学会/关节炎基金会在关于JIA相关性葡萄膜炎治疗的指南中建议所有JIA相关性葡萄膜炎患者持续治疗2年。

当DMARD和肿瘤坏死因子抑制剂治疗失败时，可以考虑使用三线药物，如阿巴西普（abatacept）和托珠单抗（tocilizumab）。不过这些治疗的证据质量是有限的。在APTITUDE的2期试验中，托珠单抗未能达到其主要治疗终点，即3个月时前房炎症有两个梯度的下降或无炎性细胞。不过，作者指出，33%的受试者对托珠单抗有反应，并建议在一线和二线治疗失败时使用。另有一项研究探索了托珠单抗对8例有严重、长期、不受控制的JIA相关性葡萄膜炎的患者（平均年龄23岁）的疗效，结果发现，所有患者在开始用药4～5个月后葡萄膜炎活动度下降，在随后的研究期间均视力稳定，5例患者对糖皮质激素和免疫抑制剂的需求减少。最近有关于4例18～43岁的长期复杂JIA相关性葡萄膜炎患者（平均病程21年）的病例系列报道，Janus激酶抑制剂显著降低了前房炎性细胞≥2个梯度。

值得注意的是，对于所有使用免疫抑制剂的小儿，还需要考虑一些额外的事情。在预防接种方面，患儿可以根据疾病预防控制中心的临床指南接种灭活疫苗。此外，使用免疫抑制药物的儿童和青少年也应接种肺炎球菌多糖疫苗。然而，使用活疫苗是大剂量免疫抑制剂的禁忌证。对于已进入青春期并正在接受DMARD治疗的儿童，需要就这些药物的致畸风险和妊娠禁忌证与患儿及其监护人进行沟通。此外，甲氨蝶呤对精子形成的影响尚不完全清楚。建议在服用甲氨蝶呤时及停药后的3～6个月进行避孕。针对肿瘤坏死因子抑制剂的使用，患者应在开始治疗前进行结核病感染检测，此后每年进行一次检测。如前所述，建议每3～6个月进行一次实验室检测（全血细胞计数和血生化全项），以监测全身副作用。一些患者可能会对肿瘤坏死因子-α抑制剂单克隆抗体产生中和抗体，导致疗效随着时间的推移而下降。有报道表明，使用阿达木单抗的患儿出现严重感染，但很少见，每年每100例患者中只有2.7例患者发生严重感染。最后，肿瘤坏死因子-α抑制剂禁用于多发性硬化症或其他中枢神经系统脱髓鞘疾病患者。

7.2.4 并发症

据报道，近40%的JIA相关性葡萄膜炎患者可能出现眼部并发症，其中JIA诊断后不久发生葡萄膜炎或抗核抗体阳性的患者风险最高。一项为期4年的回顾性研究表明，白内障和青光眼是最常见的并发症，在JIA相关性葡萄膜炎患者中，偶发性白内障的风险与局部使用糖皮质激素呈剂量依赖性密切相关。与白内障发展相关的另一个因素是最初发病时出现虹膜后粘连。JIA相关性葡萄膜炎的其他危害视力的并发症包括带状角膜变性、高眼压、低眼压、视盘水肿、黄斑囊样水肿（图7.1）和严重的视网膜脱离。

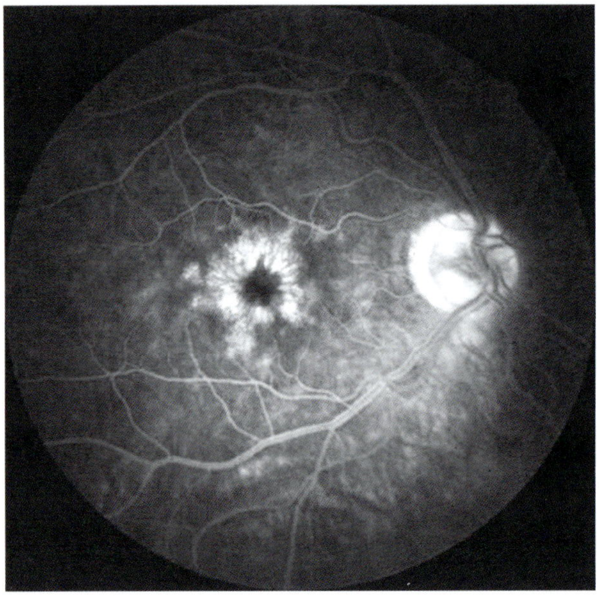

图7.1 右眼荧光素眼底血管造影显示黄斑囊样水肿和葡萄膜炎患者的花瓣状渗漏

7.3 肾小管间质性肾炎葡萄膜炎综合征（TINU）

7.3.1 流行病学

TINU是一种罕见的疾病，仅发生于肾脏和眼部，占三级医疗中心葡萄膜炎的2%。然而，这一数字可能低估了实际病例的数量，因为肾脏和眼部症状可能不会同时出现并使诊断复杂化。TINU的危险因素包括年龄小、女性及非甾体抗炎药或抗生素的使用。另外还发现了以下风险等位基因：*HLA-DQA101*、*HLA-DRB101*和*HLA-DQB105*。

肾小管间质性肾炎通常在65%的患者中发病较早，以发热、不适、皮疹、厌食、腰痛、关节痛和肌痛等非特异性全身症状为特征。肾损伤通常是轻微的，但也可能发生急性肾损伤。相反，需要注意的是，同时发病的双侧前葡萄膜炎患者应通过尿β_2-微球蛋白水平检查TINU，以便在病情进展前发现亚临床肾病。值得注意的是，β_2-微球蛋白水平升高是一种非特异性发现，在任何影响肾小管的肾脏疾病中都可能升高。

7.3.2 检查

鉴于亚临床病例的比例相对较高及肾小管间质性肾炎发作后发生葡萄膜炎的可能

性，所有肾小管间质性肾炎患者都应由眼科医师评估葡萄膜炎。患者最初应每3个月监测一次，在诊断为肾小管间质性肾炎后至少监测1年。葡萄膜炎可能在肾脏症状出现14个月以后才发病。然而，约20%的患者眼部症状先于肾脏症状，另有15%的患者同时出现眼部症状。值得注意的是，治疗肾小管间质性肾炎时全身使用激素尚未被证明能降低葡萄膜炎的发病率，双侧同时发生前葡萄膜炎是最常见的表现类型，多达50%的TINU患儿在诊断时没有眼部症状。

TINU是在血清学评估排除HLA-B27阳性、感染性病因等其他原因所致前葡萄膜炎后的排除性诊断。简化的诊断方法是，急性双侧葡萄膜炎发生在原因不明的氮质血症和全身不适之后，有了这种临床表现，尿液分析可能显示尿β_2-微球蛋白水平升高，这为诊断性检查提供了一个敏感指标。此外，在葡萄膜炎患者中发现尿β_2-微球蛋白升高和血清肌酐升高对发现TINU具有100%阳性的预测价值。肾活检可以确诊TINU，肾间质以T细胞浸润为主，并伴有一些中性粒细胞和浆细胞浸润。

7.3.3 治疗

TINU患者前葡萄膜炎的初始治疗与JIA相关性葡萄膜炎相同，包括局部使用糖皮质激素，难治性病例需要口服糖皮质激素和免疫抑制剂，包括甲氨蝶呤或硫唑嘌呤。通过积极治疗和保持静息，TINU预后良好，视功能得以保留。与成人相比，儿童更容易发生复发性或慢性葡萄膜炎，但发展为慢性肾脏疾病的可能性较小。虹膜后粘连是TINU最常见的并发症，其他并发症包括视盘水肿、黄斑囊样水肿和脉络膜视网膜瘢痕。

7.4 Blau-Jabs综合征（青少年全身性肉芽肿病）

7.4.1 流行病学

Blau-Jabs综合征（Blau-Jabs syndrome，BJS）是一种罕见的常染色体显性自身炎症性疾病，可影响眼、皮肤和关节，又称为儿童肉芽肿性关节炎和青少年肉芽肿性全身疾病。BJS的典型三联征是疼痛性肉芽肿性关节炎、皮炎和葡萄膜炎。然而，并非所有的患者都会出现这些症状。多关节炎是最常见的临床特征，估计有97%的患者会受到影响，并发生在出生后的前几年。最常累及的关节是足踝、膝盖、手腕和手指，可以发生滑膜囊肿、腱鞘炎或手指关节挛缩。

皮炎是BJS的另一个特征，包括躯干或四肢的全身性、非融合性的红斑或色素性丘疹。最初的皮疹在婴儿期后出现，通常会出现间歇改善，随后出现鱼鳞状皮肤病、脂膜炎、青斑样皮炎和血管炎。此外，患者还可能出现其他皮肤特征，包括结节性红斑、白细胞分裂性或斑块样皮炎。

葡萄膜炎是BJS最少见和最晚发病的表现，但对视力影响大，常为双眼和慢性发病。全葡萄膜炎是BJS患者最常见的表现（占51%），其次是孤立性肉芽肿性前葡萄膜炎（图7.2）。眼后段受累通常表现为多灶性脉络膜浸润，伴有血管弓周围的硬化病变（图7.3）。患者还可能会出现其他眼部特征和继发性炎性并发症，包括钱币状角膜混浊、视网膜血管炎、视神经萎缩或水肿、青光眼、渗出性视网膜脱离和白内障。估计50%的BJS患者可能会出现其他表现，包括反复发热、肾小管间质性肾炎、肝脏或唾液腺炎症、血管炎、肺纤维化、恶性高血压、脑神经麻痹或心肌肥厚。

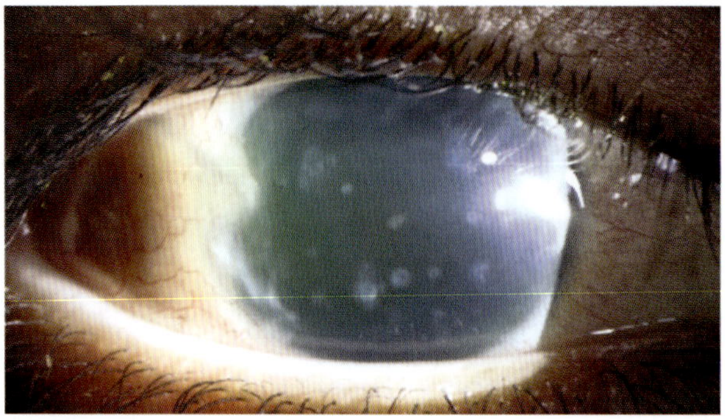

图7.2 Blau-Jabs综合征患者右眼角膜混浊，颞上方青光眼引流管的照相

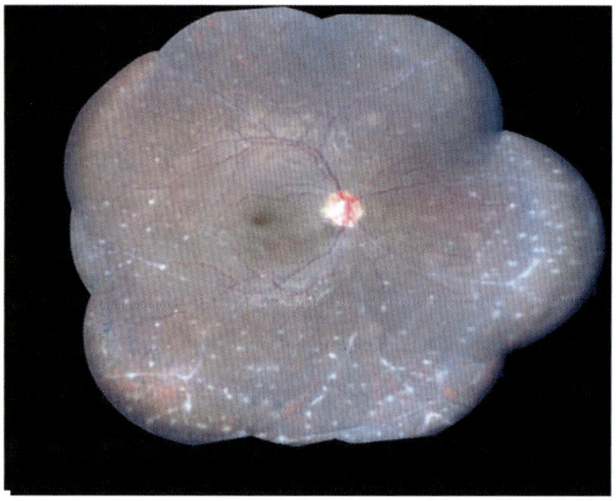

图7.3 Blau-Jabs综合征患者右眼的广泛周边血管白鞘的彩色眼底照相

7.4.2 检查

BJS的诊断可能与其他儿童炎症性疾病（包括JIA和青少年结节病）的表现有重叠而复杂化。大多数JIA病例是累及少数关节的少关节炎，但BJS是一种累及5个或更多关节的多关节炎。此外，眼内炎症的解剖位置可以作为另一种鉴别手段，JIA最常累及前房，而BJS倾向于脉络膜视网膜受累。进一步使诊断复杂化的是，青少年结节病证实是由新生*NOD2/CARD15*基因变异引起的，这也被确认为BJS的受影响基因，这两种疾病也都可以引起肉芽肿性前葡萄膜炎。与BJS相比，青少年结节病患者表现为双侧肺门病变和非干酪性肺肉芽肿的临床特征。与儿童早期发病的BJS临床特征相比，青少年结节病通常直到青少年期才发病。

基于临床怀疑，应行实验室检测来排除肉芽肿性葡萄膜炎的感染性因素，如结核病和梅毒。致病性*NOD2*变异的基因检测可作为验证。

7.4.3 病因

BJS源于常染色体*NOD2*（核苷酸结合寡聚结构域2）蛋白的显性突变。该基因也被称为*CARD15*（Caspase募集结构域15），并编码一种胞质蛋白，这种蛋白参与识别细菌细胞壁中的胞壁酰二肽，引发促炎信号级联反应。已经鉴定出17种致病性*NOD2*变异，无症状携带者可能存在不完全疾病外显。

7.4.4 治疗

鉴于这种疾病的罕见性，目前还没有针对BJS的具体治疗指南。治疗的重点是控制症状和抑制全身炎症。葡萄膜炎需要局部和全身给予糖皮质激素的积极治疗，同时开始使用免疫抑制剂，甲氨蝶呤作为一线药物，其他DMARD作为甲氨蝶呤禁忌或难治性疾病的替代治疗。与JIA相关的葡萄膜炎一样，推荐使用包括肿瘤坏死因子-α抑制剂在内的生物制剂，但依那西普除外，尚未证明在临床上有效，因此不推荐使用。

7.4.5 并发症

由于这种疾病的慢性病程和眼后段的累及，BJS很容易引起眼部发病和视力丧失。即使进行了积极的治疗，经过3年的随访，估计仍有33%的患者由于眼部并发症的发展出现了视力下降。

7.5 白塞病

7.5.1 流行病学

白塞病（Behçet disease，BD）是一种病因不明的罕见多系统炎症性疾病，在欧洲国家和北美人群中少见，在中东和亚洲人群中发病率最高，BD可能在没有已知家族史或有*HLA-B51*风险等位基因的情况下零星出现。除葡萄膜炎外，口腔溃疡也是早期常见的特征。大多数患者还伴有生殖器溃疡（> 80%的患者）和皮肤病变（70% ~ 90%）。估计约50%的患者发生不对称多关节炎，主要影响大关节。关节炎和丘疹脓疱性皮损常同时发生。

据估计，儿童发病的平均年龄为13 ~ 19岁，但也可能发生在20多岁。一项针对36例BD患儿的大型回顾性研究显示，83%的患儿有双侧葡萄膜炎，其中大多数表现为全葡萄膜炎和闭塞性视网膜血管炎或视网膜炎（图7.4）。另一项关于中枢神经系统受累（神经白塞病）患者的大型回顾性研究发现，不到4%的患者在16岁前出现症状，儿童发病的患者以男性为主，比例为5.5∶1，平均在13岁时出现BD症状和神经系统症状。在26例儿童发病的患者中，大多数（88.5%）有硬脑膜静脉窦血栓形成，只有3例（11.5%）有中枢神经系统实质受累。

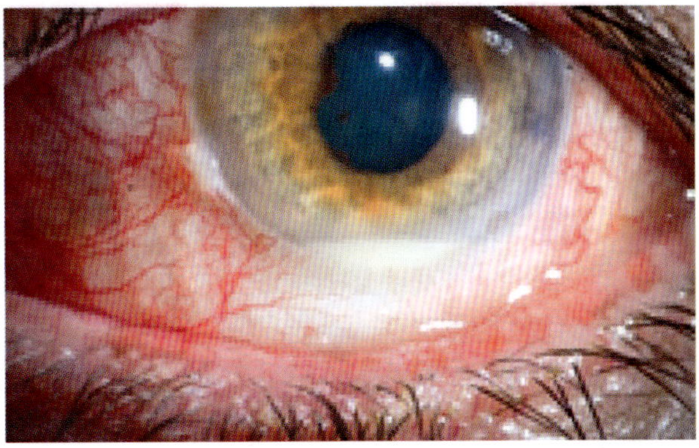

图7.4 白塞病患者左眼急性前房积脓的外眼照相

7.5.2 治疗

与JIA和TINU相关性葡萄膜炎的视网膜后极部受累率较低相比，BD更容易出现视网膜后极部受累和全身性炎症，推荐使用免疫抑制剂治疗。在大多数情况下，BD的治疗采用全身使用糖皮质激素和一种或多种免疫调节剂。对那些葡萄膜炎未完全控制或不能耐受缓解疾病的抗风湿性药物的BD患者，可推荐英夫利西单抗和阿达木单抗作为一线药物。

7.5.3 并发症

BD的并发症与其他自身免疫性葡萄膜炎相似，白内障最常见（47%），然后是黄斑囊样水肿（45%）和视神经萎缩（39%）。BD的视力预后较差，23%的儿童发病患者，其患眼的logMAR视力下降超过0.1。

7.6 中间葡萄膜炎

7.6.1 流行病学

中间葡萄膜炎是一种影响周边视网膜和玻璃体的炎症性疾病。睫状体平坦部炎是慢性、特发性中间葡萄膜炎的一个亚型，其特点是炎症聚集在睫状体平坦部或玻璃体，不伴有莱姆病、梅毒、结节病和多发性硬化症等全身性炎症疾病。睫状体平坦部炎主要见于幼儿和青少年人群，它是最常见的中间葡萄膜炎，占该组葡萄膜炎的5% ~ 26.7%。睫状体平坦部炎的病因尚不清楚，但已提出与*HLA-DR2*、*HLA-DR15*、*HLA-B51*和*HLA-DRB1*0802*基因的遗传易感性有关。值得注意的是，多发性硬化症也与*HLA-DR2*和*HLA-DR15*相关，患者可能出现多发性硬化症相关的中间葡萄膜炎，这需要与睫状体平坦部炎相鉴别。据估计，睫状体平坦部炎患者随后发展为多发性硬化症的年风险为2% ~ 3%。大多数患者双侧受累，但炎症可能不对称。主要症状包括视物模糊、飞蚊感、疼痛、畏光和眼红。该病也可无症状，在常规检查中偶然被诊断。

7.6.2 检查

睫状体平坦部炎是一种临床诊断，必须通过血清学检查和影像学检查来排除其他非感染性和感染性因素。截至目前，葡萄膜炎命名标准化（standardization of uveitis nomenclature，SUN）工作组提出了一套睫状体平坦部炎的诊断标准，包括玻璃体细胞或玻璃体混浊，当两者同时存在时玻璃体炎症重于前房，无视网膜炎或脉络膜炎的证据，视网膜后极部和中周部无视网膜血管闭塞，有睫状体平坦部炎的证据（玻璃体雪球样混浊或睫状体平坦部雪堤状渗出）。以下任何一种证据存在即可以排除睫状体平坦部炎：根据McDonald标准诊断多发性硬化，螺旋体试验阳性，通过胸部影像或组织活检诊断结节病，莱姆病血清学阳性。该诊断标准临床可靠、误诊率低。

7.6.3 治疗

目前，对于轻症睫状体平坦部炎的治疗尚无共识。一些学者认为，在没有眼部并发症和视力≥ 20/40的情况下，不需要治疗，患者可以常规监测。最近，有学者认为，无论视力如何，早期和积极地治疗炎症是至关重要的。非感染性中间葡萄膜炎的初始治疗策略包括使用地塞米松玻璃体内植入剂或玻璃体内注射曲安奈德。2016年，Tomkin-Netzer等对这些局部治疗方法进行了研究，该研究纳入了16例中间或后葡萄膜炎患儿（22只眼），研究发现，地塞米松玻璃体腔内植入剂可显著改善最佳矫正视力

（0.55 ～ 0.38 logMAR），中央视网膜厚度减少219μm，另外47%的受试者在植入1 ～ 2个月后玻璃体混浊消退。在植入约9个月后，炎症复发，但通过再次植入得到控制。4只眼出现了白内障进展，6只眼观察到眼压升高。值得注意的是，眼周与玻璃体内糖皮质激素治疗葡萄膜炎黄斑水肿试验表明，在治疗8周后，地塞米松玻璃体内植入剂和玻璃体内注射曲安奈德对于治疗葡萄膜炎黄斑水肿的效果优于眼周注射曲安奈德。不过需要注意的是，有研究表明，眼周和眼内注射糖皮质激素可使眼压升高的风险增加7 ～ 20倍。局部使用糖皮质激素只用于同时发生眼前节炎症的患者，但二氟泼尼酯除外。研究表明，在有非感染性葡萄膜炎的儿科患者中，二氟泼尼酯可以渗透到玻璃体中并减少黄斑囊样水肿，但临床医师需要警惕眼压升高，就像其他局部使用糖皮质激素治疗一样。

当需要长期治疗时应实施免疫调节治疗。与JIA和TINU的治疗一样，需要治疗全身疾病的患者，因缺乏治疗反应或出现副作用而对局部糖皮质激素治疗不耐受的患者，需要开始使用免疫抑制剂，减少糖皮质激素的使用。对于难治性病例，DMARD仍然是一线药物，其次是肿瘤坏死因子-α抑制剂。

7.6.4　并发症

睫状体平坦部炎患者视力丧失的最常见原因是黄斑囊样水肿，其他需要升级治疗的并发症包括玻璃体细胞和玻璃体混浊加重、玻璃体出血、渗出性视网膜脱离和周边视网膜新生血管。如果出现不吸收的玻璃体出血或牵拉性增殖膜，则需要行玻璃体切除术。激光光凝和玻璃体内注射抗血管内皮生长因子可作为周边视网膜新生血管或玻璃体出血的辅助治疗。不推荐冷冻疗法，因为冷冻疗法会破坏血眼屏障并引起玻璃体收缩，这可能导致视网膜脱离。

7.7　儿童感染性葡萄膜炎：眼结核和眼弓蛔虫病

7.7.1　眼结核

7.7.1.1　*流行病学*

结核病是葡萄膜炎的罕见病因，其病原体是结核分枝杆菌。眼结核（结核性葡萄膜炎，tubercular uveitis，TBU）的患病率在全球范围内差异很大，在波士顿的一项研究中，估计0.6%的葡萄膜炎与眼结核有关，而印度北部的研究显示，10%的葡萄膜炎患者与眼结核有关。

7.7.1.2　*临床概况*

眼结核可影响眼球的任何部位，包括眼眶和眼前段，但最常见的是与后葡萄膜炎或全葡萄膜炎相关。TBU可表现为慢性肉芽肿性葡萄膜炎，出现羊脂状角膜后沉着物、虹膜结节、虹膜后粘连、脉络膜结节或假性匐行性脉络膜炎。

来自眼结核协作研究-1（collaborative ocular tuberculosis study-1，COTS-1）队列的29例TBU患儿的回顾性研究显示，平均发病年龄为12岁（范围4 ～ 18岁），其中70%为男性，86%为亚裔。TBU最常与后葡萄膜炎（50%）相关，65%的病例累及脉络膜。在COTS-1队列中，TBU患儿出现视盘和黄斑水肿比成人更常见。

7.7.1.3 检查

TBU没有标准化的检查或诊断方法。COTS研讨会对眼结核的诊断达成共识，这需要结核菌素试验阳性、γ-干扰素释放试验阳性和（或）胸部CT结果与既往结核感染一致，不需要组织病理学检查或眼内液的聚合酶链反应检测的验证。

7.7.1.4 治疗

因为儿童TBU可能有严重的眼内炎症，应及时进行诊断和治疗，通过抗结核和糖皮质激素治疗来控制感染和降低眼内炎症，防止因眼部并发症而导致的视力丧失。COTS-1中所有TBU患儿均接受口服糖皮质激素治疗，大多数接受抗结核治疗。不到5%的患儿治疗失败，然而，在使用四联药抗结核治疗和糖皮质激素的成人患者中，这一比例高达16%，单独使用糖皮质激素的成人患者失败比例高达46%。

生活在流行地区或源于流行地区的葡萄膜炎患者在开始免疫抑制治疗前必须排除潜伏或活动性结核感染。虽然结核菌素试验或γ-干扰素释放试验阳性可能提示全身性的结核感染，但这并不一定意味着TBU。值得注意的是，住院患者在结核试验阳性的情况下发现非特异性葡萄膜炎，取眼内液进行结核菌培养或聚合酶链反应检测不太可能证实TBU的诊断。TBU的典型表现仅限于假性匐行性脉络膜炎和脉络膜肉芽肿，在有这些临床表现的病例中，全身性的实验室检查对确认结核病因方面更有用。

7.7.1.5 并发症

与非感染性葡萄膜炎类似，眼内感染可导致严重的危及视力的并发症，包括白内障和青光眼。

7.7.2 眼弓蛔虫病

7.7.2.1 流行病学

眼弓蛔虫病是一种不常见的引起葡萄膜炎的原因，在几项研究中仅占葡萄膜炎病例的1%。它是一种由弓蛔虫引起的人畜共患疾病，通过来自犬或猫粪便中的正在发育的寄生胚胎入口传播。不太常见的是，它也可能通过食用受感染宿主的未煮熟的肉类而传播。患者通常要么是眼弓蛔虫病，要么是累及肺部或肝脏的内脏弓蛔虫病，而不是两者都有。报道的危险因素包括年龄小、经济地位较低、男性、养猫或养犬。美国的血清阳性率估计约为14%，对非洲裔美国人和南部地区儿童的影响更严重。一项针对哥斯达黎加诊断为眼弓蛔虫病患儿的20年回顾性研究发现，大多数患儿在6～7岁诊断，而全美的平均年龄为8～16岁。预防技术包括适当的手卫生、宠物驱虫和正确的粪便处理。

7.7.2.2 临床概况

临床上最常见的表现是单侧视力丧失或视物模糊，也可以发生斜视、白瞳症、畏光、眼痛、飞蚊感和眼红。不幸的是，患者常在疾病对眼睛造成了不可逆的损害后才来就诊。通过临床检查可能会发现几种表现之一：周边视网膜或黄斑肉芽肿，玻璃体炎症或弥漫性浸润病变，其外观与视网膜母细胞瘤相似。周边视网膜肉芽肿表现为隆起的白色结节，伴有视网膜牵拉。在某些情况下，纤维牵拉带可延伸至视神经。与其他视网膜疾病的肉芽肿不同，眼弓蛔虫病的肉芽肿可迁移，这是一种特异性的表现。

7.7.2.3 检查

眼弓蛔虫病是基于接触史、临床评估和对血清抗体的血清学检测来进行诊断的。对于眼底模糊的患者，建议行超声检查来发现肉芽肿。酶联免疫吸附试验中，犬蛔虫排泄分泌抗原的血清抗体滴度＞1/32的敏感度为78%。然而，抗体检测不一定能区分急性感染或既往感染。此外，如果存在全身性感染，实验室检查可能显示嗜酸性粒细胞或IgE水平升高。

在出现白瞳症的患者中，非常有必要将视网膜母细胞瘤与其他疾病（包括眼弓蛔虫病）相鉴别，这就需要进行超声检查，可以检测到视网膜母细胞瘤中很常见的瘤内钙化灶。眼弓蛔虫病的超声表现包括视网膜或视网膜下肿块、玻璃体条带、视网膜褶皱和牵拉性视网膜脱离。光学相干断层扫描是另外一种评估视网膜并发症的有效方式。

7.7.2.4　治疗

眼弓蛔虫病的常见治疗方法包括全身使用糖皮质激素和疾病晚期的手术治疗（带或不带巩膜扣带的平坦部玻璃体切除术或白内障手术）。使用驱虫药治疗眼弓蛔虫病仍然存在争议，因为目前还没有针对眼弓蛔虫病的临床试验。线虫的死亡可能进一步加重眼内炎症；然而，可以用驱虫药来治疗内脏疾病。如果使用这些药物，则应与糖皮质激素联合使用。

7.7.2.5　并发症

对于未治疗的眼弓蛔虫病，并发症可能包括永久性视力丧失，这通常继发于持续性的玻璃体炎、黄斑囊样水肿和牵拉性视网膜脱离。肉芽肿累及黄斑会导致视力结局最差。

7.8　儿童葡萄膜炎患者并发白内障

白内障是儿童葡萄膜炎的常见并发症，一项研究发现其患病率为44%，预计69%的患儿会在随后的11年内患上白内障。患有全葡萄膜炎、慢性前葡萄膜炎和中间葡萄膜炎的儿童最常受影响。

鉴于儿童白内障可以导致弱视并最终导致学习成绩下降，对儿童白内障的鉴别非常重要。经常发生房水闪辉、黄斑囊样水肿、虹膜后粘连和局部糖皮质激素注射都证明是任何病因的儿童葡萄膜炎继发白内障的独立危险因素。

如前所述，控制葡萄膜炎的进一步发展对于预防需要手术的眼部并发症（包括白内障）至关重要。一项回顾性研究发现，经过3年半以上的随访，在葡萄膜炎发病后6个月内开始早期使用甲氨蝶呤，并在18个月内添加生物制剂，可减少需要手术干预的并发症数量。

目前，对于葡萄膜炎患儿，白内障摘除术尚无标准的手术方法。有一项研究纳入了12例经免疫抑制剂积极治疗的慢性葡萄膜炎患儿，探索一期后房型疏水性人工晶状体植入术的疗效，这项研究涉及14只眼，研究结果发现经过35个月的随访，平均最佳矫正视力从术前的1.11（0.40～2.30，标准差0.57）改善到0.48（0～3，标准差0.77，$P=0.007$），表明白内障联合人工晶状体植入术后视力恢复是可能的。

然而，葡萄膜炎患儿白内障摘除联合人工晶状体植入术是否需要预先使用糖皮质激素治疗仍存在争议。根据2020年对47例小儿眼科医师和62例葡萄膜炎专科医师的调查，79%的专家不认为葡萄膜炎是一期人工晶状体植入术的禁忌证。此外，葡萄膜炎专科医师明显比小儿眼科医师更有可能使用玻璃体内糖皮质激素注射（65% vs 30%）和静脉内糖皮质激素输注（60% vs 35%）来进行围手术期的炎症控制。有趣的是，这两类科室的专科医师对眼周筋膜下注射和口服糖皮质激素的使用倾向性相似。无论临床医师的观点如何，很明显，慢性炎症会不可避免地损害眼部结构，因此早期使用糖皮质激素和免疫抑制剂来控制炎症、预防并发症及必要时进行眼部手术进行视力矫正是必要的。

7.9 青光眼风险

高眼压和青光眼也是成人和儿童葡萄膜炎的严重并发症。在患有非感染性葡萄膜炎的儿童中，眼压升高并不罕见，并且与对侧眼眼压升高和局部使用糖皮质激素有关。有一项SITE研究分析了儿童非感染性葡萄膜炎眼压升高的潜在风险及预测危险因素。基线时，15.8%和2.9%的眼睛眼压分别升高至≥21mmHg和≥30mmHg。就诊时眼压升高显著相关的因素包括年龄6～12岁、既往白内障手术、平坦部玻璃体切除术、慢性葡萄膜炎≥6个月、对侧眼的眼压升高、就诊时的视力低于20/40，并跟局部使用糖皮质激素呈剂量-反应关系。有慢性葡萄膜炎≥5年的患者，眼压为30mmHg的风险高近12倍。每天使用>1次的1%醋酸泼尼松龙并进行玻璃体内或眼周注射，这种局部使用糖皮质激素治疗的眼睛有很高的眼压升高风险。每天滴2～3次1%醋酸泼尼松龙或等量的其他糖皮质激素滴眼液可使眼压升高的发生率增加2～3倍，每天滴≥4次可使其增加约9倍。最后，该研究表明眼内糖皮质激素注射是眼压升高的最大危险因素，这种给药途径的眼压升高风险增加19.7倍。

相比之下，采用免疫抑制疗法或糖皮质激素的全身治疗与眼压升高的风险没有很强的相关性，即使在调整局部糖皮质激素使用后也是如此。每日剂量为≤7.5mg的眼压升高风险与未接受口服糖皮质激素的患者相似或更低。2年内眼压升高至≥21mmHg、≥30mmHg，以及眼压升高≥10mmHg的发生率估计分别为33.4%、14.8%和24.4%。随着病程延长，眼压升高的累积发生率持续上升。

成人人群中也有类似的眼压变化趋势。一项来自3308例葡萄膜炎成人患者的5270只眼的回顾性研究显示，基线眼压升高至≥21mmHg和≥30mmHg的患病率分别为14.4%和5.1%。与儿童葡萄膜炎的研究类似，在使用糖皮质激素的情况下，成人的眼压升高也呈剂量-反应关系。然而，成人局部滴激素，当1%醋酸泼尼松龙每天>8次时，眼压升高风险最大，这表明葡萄膜炎患儿的眼压可能比成人对糖皮质激素更敏感。此外，眼压升高已被证明是青光眼发生的一个重要危险因素。在一项多中心的葡萄膜炎激素治疗试验中，眼压升高10mmHg的患者中，24%的患者在2年内发生青光眼视神经病变。因此，使用糖皮质激素来控制炎症必须评估眼压升高的风险，特别是在小儿人群中。

7.10 总结

儿童葡萄膜炎可表现症状轻微，需要检查患有眼部受累高风险的全身疾病患者。长期视力预后依赖于眼部炎症的早期控制，对于局部治疗效果不好或者累及后极部的病例，治疗应升级，使用口服糖皮质激素和免疫抑制剂。考虑到儿童葡萄膜炎的慢性病程特点和并发症发生的高风险性，需要密切随访和积极治疗。

本章要点

1. 除感染性病因外，儿童葡萄膜炎的主要治疗方法是使用免疫抑制剂来减少口服和局部使用糖皮质激素。

2. 青光眼和白内障的发病率随着局部使用糖皮质激素剂量的增加呈线性增加。

3. 早期开始使用免疫抑制剂可降低眼部手术的可能性，并降低眼部并发症发生，这些并发症可以导致视力下降和形成弱视。

致谢

此文没有得到任何公共、商业或非营利资助机构的特别赞助。

（杨旭波　译　刘陇黔　审校）

第8章 视网膜母细胞瘤治疗的新进展

Carley K.Tarallo，Todd Abruzzo，Aparna Ramasubramanian

8.1 引言

视网膜母细胞瘤是儿童最常见的眼部恶性肿瘤，多数病例在5岁之前被确诊。根据最近的研究，视网膜母细胞瘤在每百万4岁以下儿童中有12例发病，在每百万4～9岁儿童中有约0.49例发病。该肿瘤以生长速度极快而著称，约每15天增大1倍。全球每年有7000～9000例新发病例，并且发达国家和发展中国家的死亡率存在显著差异。在发达国家，几乎所有视网膜母细胞瘤并不致命，然而在发展中国家，死亡率高达39%～70%。若对视网膜母细胞瘤进行早期诊断并及时治疗，预后通常较好。相反，若诊断延迟，将发生严重的并发症，死亡率增高。

在未成熟的视网膜组织中，当锥细胞谱系的神经外胚层光感受器祖细胞中的肿瘤抑制基因*RB1*发生两次功能丧失性的突变时，就会发生视网膜母细胞瘤。在40%的情况下，两个突变分别起源于生殖细胞和体细胞突变。由于大多数生殖细胞突变发生在子宫内，因此只有10%的视网膜母细胞瘤是家族性的。换句话说，尽管所有家族性视网膜母细胞瘤患者都有生殖细胞突变，但并非所有具有生殖细胞*RB1*突变的患者都患有家族性视网膜母细胞瘤。值得注意的是，如果患儿发生生殖细胞*RB1*突变，那么患儿有95%的概率因体细胞*RB1*基因的后天性突变而发展成视网膜母细胞瘤。具有生殖细胞*RB1*突变的患者患第二原发恶性肿瘤的风险高于正常人，包括黑色素瘤、骨肉瘤和软组织肉瘤。本章将重点介绍视网膜母细胞瘤患者的遗传特点、临床特征、诊断工具、治疗、长期预后和未来方向。

8.2 视网膜母细胞瘤的遗传特点

视网膜母细胞瘤是一种被严格研究其遗传成分的癌症。1971年，Alfred Knudson提出著名的“二次突变假说”。该假说认为，在视网膜细胞中，必须发生两次基因突变才会导致细胞发生不受调控的增殖，从而引发视网膜母细胞瘤。这一假说在1987年被证实，关键的肿瘤抑制基因*RB1*在视网膜母细胞瘤中被成功克隆。*RB1*基因位于染色体13q14上，编码名为pRB的蛋白质。pRB负责从G1期到S期细胞周期的调控，其中，S期是DNA复制和细胞生长的阶段。pRB通过结合和抑制E2F与DP转录因子的功能来调节细胞活动，这些因子对于细胞分裂必不可少。当pRB发生突变后，这些转录因子（E2F和DP）将不受抑制，导致无法正常调控细胞增殖，最终形成肿瘤。

视网膜母细胞瘤的病理生理学特点是*RB1*的两个等位基因同时失活，这是儿童癌症发生的“二次突变假说”模型的例证。研究者已记录几种不同的*RB1*失活机制，包括单点突变、碱基缺失或替换、DNA重排、RNA剪接突变、染色体碎片重组及*RB1*启动子的甲基化，其中大多数机制都会减弱*RB1*及随后编码的pRB的正常功能，甚至使其失活。

视网膜母细胞瘤存在两种形式：非遗传性视网膜母细胞瘤和遗传性视网膜母细胞瘤。非遗传性视网膜母细胞瘤约占所有病例的60%，这是由于儿童视网膜发育过程中，视网膜细胞内发生两次独立的体细胞突变所致。非遗传性视网膜母细胞瘤的患儿发病时间较晚，中位首诊年龄为22个月，无视网膜母细胞瘤家族史，单眼受累。由于这些患者除了视网膜祖细胞外，其他细胞并不携带*RB1*基因突变，因此他们患上第二原发恶性肿瘤的风险不高，也不会将突变的*RB1*基因传递给后代。

遗传性视网膜母细胞瘤占所有视网膜母细胞瘤病例的40%，可进一步分为家族性和散发性。家族性遗传性视网膜母细胞瘤约占所有视网膜母细胞瘤病例的10%，患儿从其亲生父母中继承一个突变的*RB1*基因。散发性遗传性视网膜母细胞瘤约占所有视网膜母细胞瘤病例的30%，在这种情况下，父母拥有正常的*RB1*基因，而患儿的所有细胞都会携带*RB1*基因的突变。一般认为这是由于受孕前父母的配子中发生了新的突变。高达90%的双侧性视网膜母细胞瘤患者属该类遗传形式。遗传性视网膜母细胞瘤患儿在很早就会出现症状，中位首诊年龄为11个月。由于这些患者体内的每个细胞都携带*RB1*基因突变，因此他们在后续生活中也面临其他癌症的风险。不论是散发性还是家族性遗传性视网膜母细胞瘤，患儿均有50%的概率以常染色体显性方式将*RB1*基因的突变传递给后代。

在视网膜母细胞瘤的诊断中，需要重视对遗传性视网膜母细胞瘤和非遗传性视网膜母细胞瘤的区分，因为遗传性视网膜母细胞瘤会引起一系列后果。因此，通常会对肿瘤组织和血液淋巴细胞样本进行*RB1*基因突变检测。这些突变可能来源于*RB1*外显子本身、*RB1*基因周围的内含子或*RB1*基因的启动子区域。这种方法发现*RB1*基因失活突变的敏感度约为75%。当检测结果为阴性时，可进一步使用定量PCR寻找整个或部分基因缺失和基因重复，敏感度约为95%。一般来说，如果淋巴细胞DNA中没有*RB1*基因的突变，可确诊为非遗传性视网膜母细胞瘤，没有将突变传递给后代的可能性。在遗传性视网膜母细胞瘤的患儿中，*RB1*基因突变以常染色体显性方式遗传。然而在某些情况下，*RB1*基因突变的患者可能会表现出*RB1*表达减少或外显率不完全，导致单眼受累或发病年龄较晚。

随着新技术的发展，我们可以通过产前基因诊断预测胎儿视网膜母细胞瘤的易感性。这种产前基因检测通常在有视网膜母细胞瘤家族史的患者中进行，通过绒毛膜取样或羊膜腔穿刺术获取的胎儿细胞进行DNA分析。已确诊*RB1*基因突变的父母可进行胚胎植入前遗传学筛查，可在体外受精中筛查精子和卵子特定的DNA突变。胚胎植入前遗传学筛查使得确诊生殖细胞系突变的父母的后代患视网膜母细胞瘤的可能性很小，但这些技术十分昂贵，并不是所有机构都可以提供。

总之，基因检测在视网膜母细胞瘤的临床诊疗中非常重要，可以预测未来肿瘤的发生风险并确定治疗方案。

8.3 临床特征和疾病分期

视网膜母细胞瘤最常见的表现是白瞳症，其次是斜视，较少情况下可表现为眼红、小眼球或眼眶蜂窝织炎。Fang等开展一项回顾性研究显示，在一家中国三级甲等医院中，视网膜母细胞瘤患者的中位首诊年龄为17.2个月，最常见的症状是白瞳（占57%）和斜视（占16.1%）。

肿瘤通常呈圆形，不透明，伴视网膜部半透明增厚。随着肿瘤的增长，伴生新生血管，与视网膜的黏附性下降。肿瘤容易扩散到周围的眼部组织中，包括视网膜下或玻璃体腔内。随着疾病的进展，患者还可能出现眼外疾病、眼球突出或转移性症状。

视网膜母细胞瘤主要有3种生长模式，分别是外生型生长、内生型生长和弥漫浸润型生长。外生型生长时，肿瘤从视网膜向视网膜下间隙生长，可导致视网膜脱离。内生型生长指肿瘤向玻璃体腔内生长。弥漫浸润型生长仅发生在约2%的视网膜母细胞瘤病例中，通常在后部视网膜平坦生长。这种情况下钙化少见，常被误诊为葡萄膜炎。

肿瘤分期采用视网膜母细胞瘤国际分类，每只眼独立分期。

- A期：肿瘤小于3mm，远离黄斑或视神经的肿瘤（图8.1A）。
- B期：肿瘤大于3mm，位于黄斑或视盘旁，伴有视网膜下积液（图8.1B）。
- C期：肿瘤边缘3mm内有局部视网膜下或玻璃体内播散的肿瘤（图8.1C）。
- D期：肿瘤边缘超过3mm的范围内有弥漫性视网膜下或玻璃体内播散的肿瘤（图8.1D）。
- E期：大的肿瘤接触晶状体，累及睫状体或房水，发生新生血管性青光眼、萎缩或眼眶蜂窝织炎（图8.1E、F）。

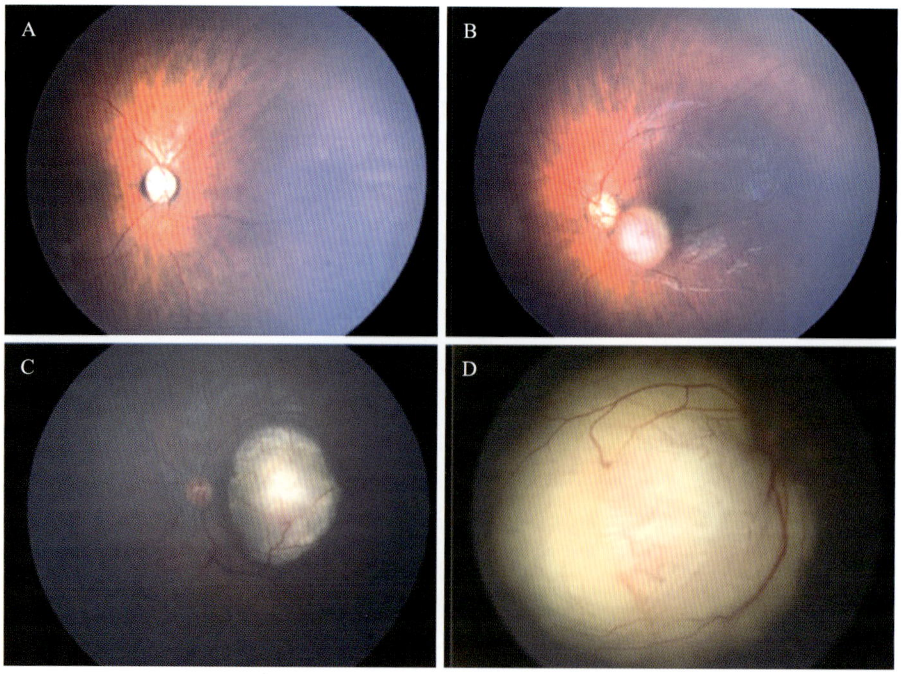

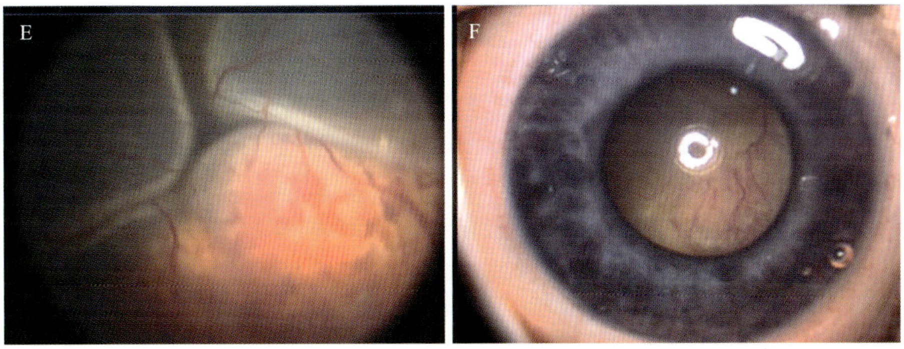

图8.1　国际视网膜母细胞瘤分期

A.根据肿瘤大小，小的肿瘤为A期；B.较大的肿瘤为B期；C.有局部播散的肿瘤归为C期；D.有弥漫播散的肿瘤归为D期；E.完全视网膜脱离的大的肿瘤归为E期；F.伴虹膜新生血管生成归为E期

8.4　病理特征

视网膜母细胞瘤是一种蓝色的小细胞肿瘤。肿瘤细胞特征性地环绕着中央腔排列，这种细胞排列被称为Flexner Wintersteiner玫瑰花环。细胞环绕在纤维中心周围排列，被称为Homer Wright玫瑰花环。由光感受器分化的细胞称为Fleurettes细胞。视网膜母细胞瘤可侵入视神经、脉络膜、前房、虹膜、睫状体或巩膜。这些肿瘤的高危特征对早期诊断非常重要，24%的患者存在全身转移的风险（图8.2）。

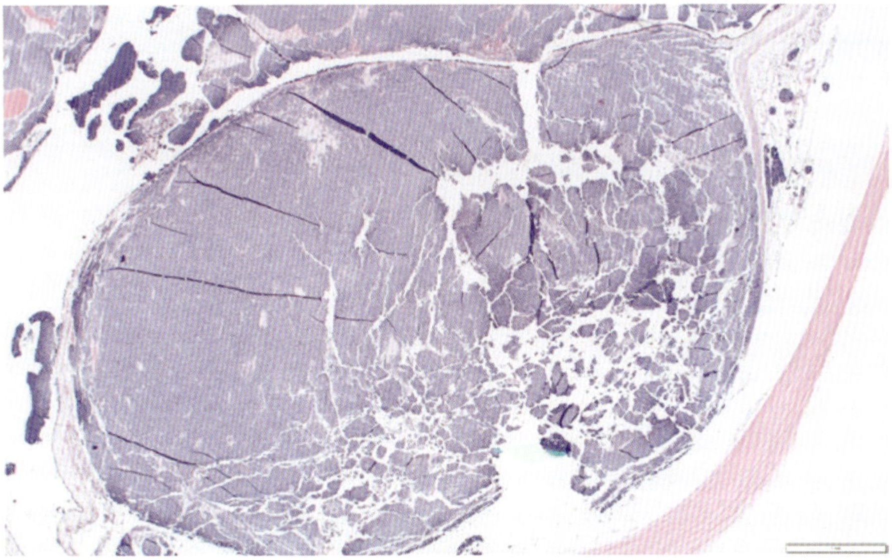

图8.2　视网膜母细胞瘤的病理学

视网膜母细胞瘤病理显示为蓝色小细胞团块，钙化呈紫色

8.5 诊断

视网膜母细胞瘤需要借助辅助设备进行临床诊断。疑似视网膜母细胞瘤的病变被统称为“假性视网膜母细胞瘤”。根据Huang等研究，6% ～ 30%的视网膜母细胞瘤病例发生误诊，导致不必要的眼球剜除术。疑似视网膜母细胞瘤的患者可接受多种成像技术辅助诊断，包括超声检查、荧光素眼底血管造影、CT、MRI、超声生物显微镜和光学相干断层扫描。

RetCam™是一款拍摄眼底的广角眼底相机，可用于对疾病的评估。荧光素眼底血管造影联合RetCam™可进一步显示视网膜母细胞瘤的血管模式。该过程需要注入荧光染料至周围血管，仪器将记录并显示与肿瘤相关的动脉期和静脉期特征。

超声检查是一种无创且实用的诊断方式，也可以用于诊断视网膜母细胞瘤。在90%的视网膜母细胞瘤中存在钙化表现，因此超声探测肿瘤的钙化是诊断的关键（图8.3A）。超声检查还在肿瘤随访和复发检测中发挥重要作用。

对于初次诊断或常规随访的患者，MRI都是常见的检查手段。与T_1加权像中的玻璃体相比，肿瘤的信号更高（图8.3B），而在T_2加权像中则呈低信号。在T_2加权像和造影后，肿瘤仍然呈低信号，周边视网膜积液信号不会增强。此外，MRI还可以用于评估是否发生视神经受累和脉络膜浸润。视网膜母细胞瘤患者，尤其是遗传性视网膜母细胞瘤患者，3岁前每6个月需接受一次颅脑MRI检查，检查可能由视网膜母细胞瘤引起的松果体或蝶鞍区肿瘤（松果体母细胞瘤）。

光学相干断层扫描（OCT）是一种利用光回声产生高分辨率眼底横断面图像的诊断技术。OCT对诊断视网膜母细胞瘤十分重要，因为OCT可以详细显示肿瘤的结构和深度（图8.3C）。OCT通常用于随访治疗结果，并寻找小肿瘤或播散肿瘤。此外，OCT在监测治疗后黄斑中心凹解剖学变化方面具有较大优势，黄斑变化通常影响视觉功能。

超声生物显微镜是一种高分辨率超声技术，用于眼前段结构成像（图8.3D）。对于视网膜母细胞瘤患者，它有助于检测肿瘤的睫状体浸润。超声生物显微镜也用于眼内注射化疗药物的定位，确保注射位置无肿瘤浸润。

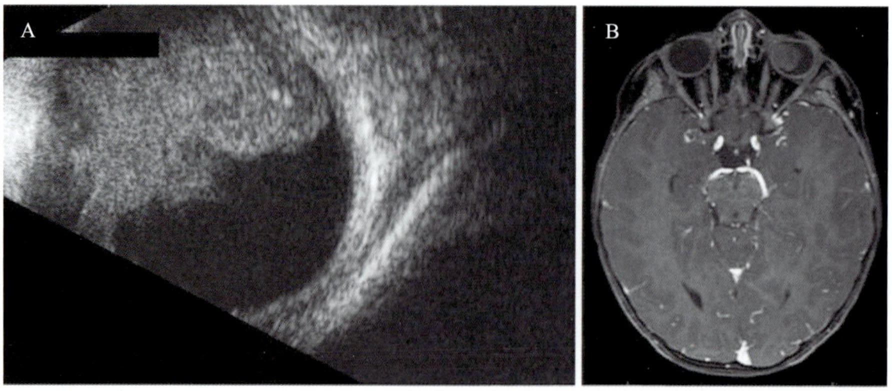

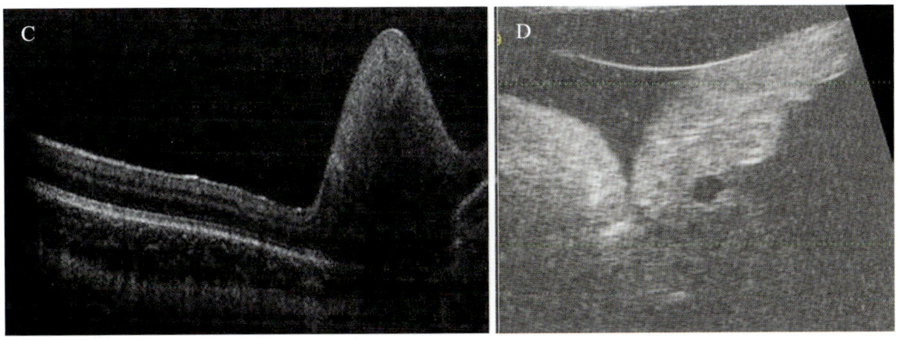

图8.3 视网膜母细胞瘤的影像学表现

A.超声检查显示视网膜肿瘤凸出，并伴有高反射回声，提示钙化；B.MRI显示T_1加权像呈高信号；C.光学相干断层扫描显示视网膜内肿瘤凸出；D.超声生物显微镜检查有助于排除视网膜母细胞瘤中发生睫状体浸润

8.6 治疗

过去25年来，视网膜母细胞瘤的治疗取得了显著的进步。治疗视网膜母细胞瘤的目标是挽救患儿的生命，预防转移性疾病，并尽可能地保留视力。过去，眼球摘除和外放射疗法是根除视网膜母细胞瘤的首选治疗方法。然而，这些治疗方法会给患者带来较大身心负担。本节将重点介绍视网膜母细胞瘤的不同治疗类别，包括局部治疗、全身化疗、动脉内/眼内治疗、放射治疗和手术治疗。

8.6.1 局部治疗

视网膜母细胞瘤的局部治疗通常由检眼镜引导，主要针对间接检眼镜检查能观察到的肿瘤。局部治疗主要包括冷冻疗法和激光疗法。

冷冻疗法可通过冷冻肿瘤促进肿瘤死亡，并可更好地促进化疗药物的渗透。冷冻疗法通常用于治疗赤道前小于3mm的肿瘤。一个疗程包括使用“冷冻和解冻”技术在间接检眼镜下对肿瘤进行三次处理。可能需要经过多个疗程使肿瘤形成平坦的瘢痕，最终使肿瘤组织失活。也可以使用化疗-冷冻联用疗法，指在全身化疗或动脉内化疗的同一天进行冷冻疗法，以增加药物在肿瘤部位的浓度。

经瞳孔温热治疗术（laser transpupillary thermotherapy，TTT）是另一种常用的疗法，可作为小于3mm肿瘤的首选治疗方法，或与其他方法联合治疗更大或更复杂的肿瘤。在TTT中，小型激光将被聚焦在肿瘤部位，激光输出的温度逐渐升高，以杀死被激光聚焦的肿瘤细胞。治疗将持续10～20分钟，并可能需要进行多个疗程才能实现肿瘤的根除。需要注意的是，对于视网膜色素上皮更多的患者，临床反应可能会更早出现，因此应根据患者的色素沉着情况调整激光的设置。化学热疗结合化疗和TTT是另一种有效疗法。在化学热疗中，于TTT前1～2小时给予化疗药物，一般是卡铂或依托泊苷联用。化学热疗能使化疗药物更好地渗透到肿瘤细胞中。化学热疗的1个疗程为1～6个周期，每个周期间隔28天。

8.6.2 全身化疗

全身化疗是视网膜母细胞瘤的一线或辅助治疗方法。适应证包括眼眶视网膜母细胞瘤、眼外或转移性肿瘤的预防、遗传性/双侧肿瘤、减少颅内三侧性视网膜母细胞瘤的发生概率，以及与局部治疗结合以缩小肿瘤。为了确保有效性，化疗药物必须能够穿过血脑屏障和（或）血-视网膜屏障。化疗药物选择需要综合考虑各种因素，包括年龄、肿瘤类型、耐药性和并发症。IVC通常涉及2～4种药物方案，治疗时间为6～9个月。有效的化疗药物种类包括烷化剂、拓扑异构酶抑制剂和蒽环类抗生素，如长春碱、依托泊苷和卡铂。全身化疗常联用TTT和冷冻疗法以缩小肿瘤（图8.4）。一项大型研究调查了不同分期视网膜母细胞瘤患者中可避免眼球剜除和外放射疗法的概率，结果A期为96%、B期为91%、C期为91%、D期为71%和E期为32%。

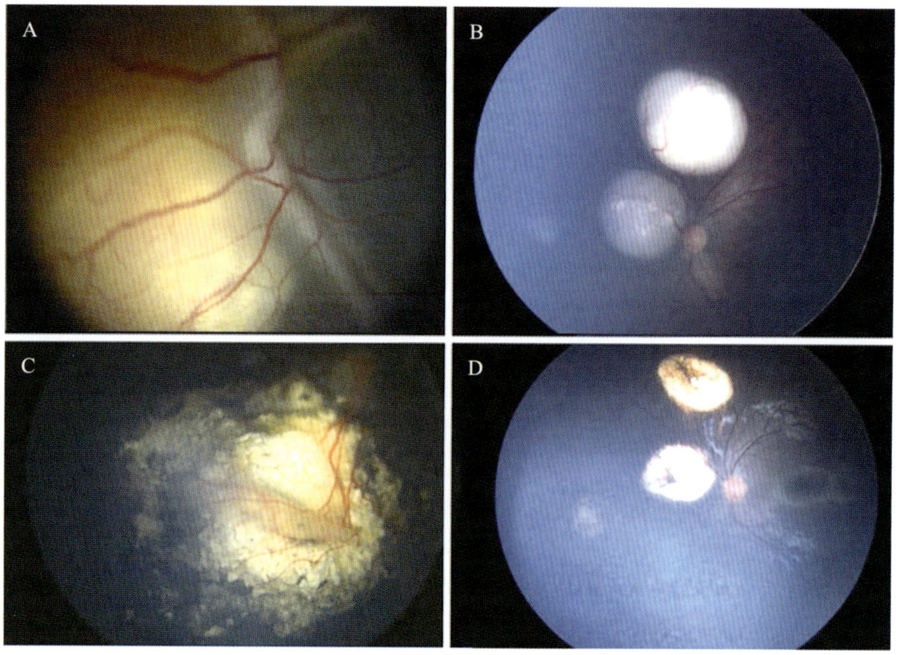

图8.4 视网膜母细胞瘤的全身化疗

A.某双侧视网膜母细胞瘤患儿右眼治疗前；B.某双侧视网膜母细胞瘤患儿左眼治疗前；C.经过6个疗程的全身化疗和局部治疗后的同一右眼，反应较好；D.经过6个疗程的全身化疗和局部治疗后的同一左眼，反应较好

8.6.3 动脉内灌注化疗

动脉内灌注化疗（intra-arterial chemotherapy，IAC）彻底改变了过去视网膜母细胞瘤的治疗方式，是单侧视网膜母细胞瘤和全身化疗后视网膜母细胞瘤复发的首选治疗方法。IAC可以在无明显的局部和全身副作用下实现较高临床缓解率，这归功于药物被直接注入了眼部循环，从而在肿瘤组织中产生了较高的药物浓度。由于化疗药物没有被稀释到体循环中，因此首过药物浓度非常高。尽管IAC的药物剂量减少了90%，但由于眼部血容量较小，并且消除了与全身给药相关的稀释效应，化疗处药物浓度可增加300倍。IVC由神经血管外科医师在患者全身麻醉下进行。95%～97%的情况下药物被直接注入眼动脉，在一些具有非典型解剖变异（3%～5%）的患者中，IAC可能被注入到与眼动脉吻合的颈外动脉分支中，最常见的是脑膜中动脉。为了将化疗药物注入到灌注血

管（眼动脉或脑膜中动脉）中，先将微导管（≤ 3F）放置在微导丝（0.008 ～ 0.014in）上，然后将其放置在灌注血管内。在大多数情况下，手术医师最初在透视引导下将较大的导管（即外径为4F、内径为0.038in的导管）从股动脉前进至同侧颈总动脉。之后，进行血管造影观察眼动脉循环并选择灌注血管。然后将导引管置于颈内动脉或颈外动脉中以支撑同轴微导管。进一步通过实时透视图的辅助，叠加目标灌注血管的蒙片图像，将微导管放置到输液血管中。

将微导管放置在灌注血管后，即可通过微导管血管造影来评估眼部循环的解剖结构和血流动力学。注意识别逆行或竞争性逆流，这可能会影响化疗药物达到目标肿瘤组织的剂量。已有多种方法来优化眼部血流动力，包括用球囊阻塞颈外动脉以抑制竞争性逆流。

美法仑是一种具有短半衰期的烷化剂，常被用于IAC，因为视网膜母细胞瘤细胞株对小剂量美法仑具有很高的敏感性。Daniels等在家兔体内模型证明，美法仑通过IAC给药时，在玻璃体和视网膜中药物渗透性极佳。但对于视网膜母细胞瘤患者进行全身系统性给药时，美法仑常引起严重的不良反应。虽然美法仑是IAC的一线药物，但如果对美法仑反应不佳或之前接受过全身化疗，也可以联合多药化疗。美法仑通常与托泊替康和卡铂联合用于多药IAC治疗。最近的研究表明，在给予美法仑之前使用维拉帕米可以增加肿瘤对美法仑的敏感性，从而提高治疗成功率。IAC的局限性包括需要重复治疗（其他视网膜母细胞瘤治疗方法也是如此）和缺少专业的神经血管围手术期护理。值得注意的是，IAC会带来小概率的脑卒中、视网膜缺血、视网膜出血、股动脉闭塞和眼动脉闭塞。手术相关的眼动脉闭塞可能阻碍IAC治疗的持续性。理论上，对于携带生殖系*RB1*突变的儿童，IAC过程中的电离辐射暴露可能增加其继发恶性肿瘤的风险。总体而言，IAC在治疗视网膜母细胞瘤方面具有优势，因为它导致全身不良反应较少、临床缓解率较高，并且化疗耐药风险较低。在一项对70只接受IAC治疗的患眼的研究中，IAC是其中36只患眼的首选治疗，34只患眼的次要治疗方法。在接受IAC治疗并平均随访19个月后，将IAC作为首选治疗的病例中，72%的患者实现了眼球的保留，而将IAC作为次选治疗的病例中，62%的患者实现了眼球的保留。根据视网膜母细胞瘤的国际分类，保留眼球的概率分别为B期100%、C期100%、D期94%和E期36%。在该研究中，眼动脉、视网膜和脉络膜血管缺血的综合发生率为1%。没有患者出现脑卒中、癫痫、神经功能障碍、肢体缺血、继发白血病、转移或死亡。

8.6.4 玻璃体内化疗

玻璃体内化疗（intravitreal chemotherapy，IVitC）是治疗视网膜母细胞瘤的选择之一，IVitC直接通过玻璃体给药，达到最大的药物浓度。其用于肿瘤的复发性和持续性玻璃体播散。由于IVitC存在肿瘤扩散的风险，因此通常在拔针后进行冷冻治疗。通常每1 ～ 4周需玻璃体内注射1次美法仑或托泊替康。Munier等报道了第一批使用这种改良技术进行玻璃体内化疗的患者，并且眼球保留率为87%。IVitC最常见的副作用是注射象限发生RPE改变。

8.6.5 放疗

过去数年来，放疗一直被用于治疗视网膜母细胞瘤。早在1931年，视网膜母细胞瘤就被称为放射敏感性肿瘤。过去曾使用外放射治疗（external beam radiotherapy，

EBRT），但由于其缺乏特异性、对视网膜的毒性大、引起外观畸形的风险高及在患有遗传疾病的个体中有诱导其他肿瘤的能力，因此目前较少使用EBRT。已有报道显示，肉瘤是EBRT后最常见的继发性恶性肿瘤。还有一些报道显示，在进行EBRT后，视力下降十分常见，范围从5/200到20/50不等。与EBRT相关的常见眼内副作用还包括白内障、视网膜病变和视神经病变。由于放疗的敏感性，巩膜敷贴放疗可作为治疗视网膜母细胞瘤的选择之一。

巩膜敷贴放疗也称为近距放射治疗，旨在直接向肿瘤组织施加射线。碘-125或钌-106是最常用的放射性材料。这些敷贴通常是为治疗视网膜母细胞瘤而定制的，由数颗放射性粒子组成，这些粒子呈凹面以适应眼球表面曲率。适用该疗法的肿瘤需要直径小于16mm，厚度小于9mm（图8.5），最好没有玻璃体或眼底下播散。据报道，巩膜敷贴放疗后的眼球保留率为95%。巩膜敷贴放疗最常见的并发症包括放射性视网膜病变和白内障。

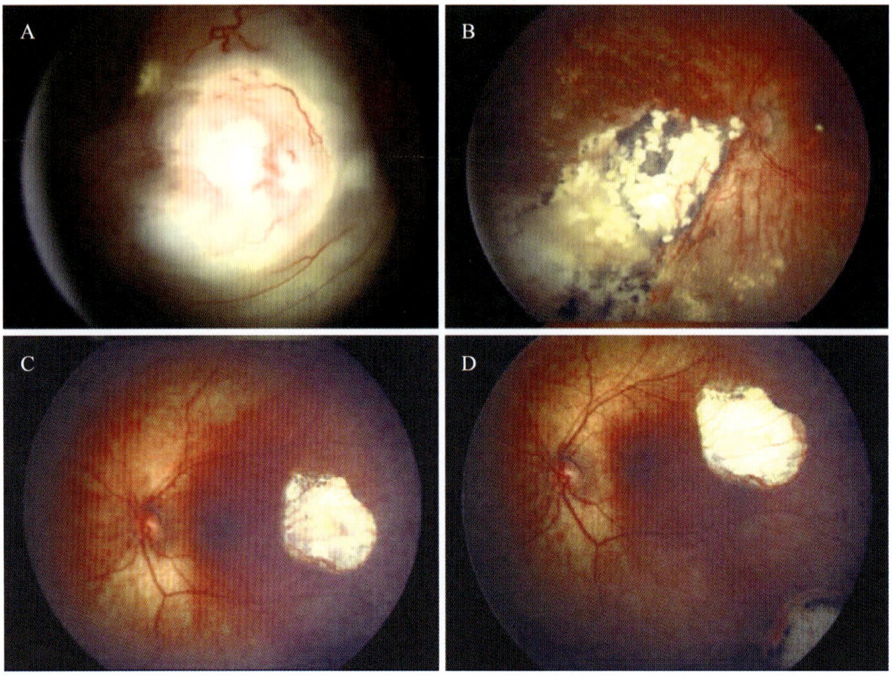

图8.5 视网膜母细胞瘤的治疗

A.经颈动脉化疗治疗的大尺寸D期视网膜母细胞瘤；B.较好的肿瘤缩小效果；C.经放射性敷贴治疗的复发性视网膜母细胞瘤；D.肿瘤表面平坦

8.6.6 眼球摘除术

对于风险较高的晚期单侧E期视网膜母细胞瘤，眼球摘除术是首选治疗方法。当其他疗法失败时，眼球摘除术也是最终治疗方法。在眼球摘除术过程中，将眼外肌连接到植入物上，以提供对称的眼球运动。为了获得最佳的美容效果，植入物应该替代原本由摘除眼睛维持原有容积的70%～80%体积。然后，在该植入物上放置义眼。

8.7 眼外视网膜母细胞瘤

眼外视网膜母细胞瘤涵盖了一系列临床表现：原发性临床表现（原发性）、摘除眼球后的复发眼眶（次发性）、在未察觉有视网膜母细胞瘤的眼球中发生意外穿孔或眼内手术（意外性）、手术中发现眼外或视神经播散（肉眼下），以及组织病理学中全层巩膜、外巩膜和视神经截断的浸润（显微镜下）。眼外视网膜母细胞瘤通常在发展中国家更为常见，部分原因是医疗服务不足，同时也缺乏针对晚期疾病的综合管理。眼眶侵袭使全身转移的风险增加了10～27倍。治疗眼外视网膜母细胞瘤通常需要结合高剂量化疗、眼球摘除术和放疗。

8.8 转移性视网膜母细胞瘤

转移性视网膜母细胞瘤是未经治疗和（或）晚期视网膜母细胞瘤的并发症，在发达国家罕见。在所有视网膜母细胞瘤病例中发生的概率小于5%。不幸的是，由于医疗保健服务的不足，大多数转移性病例发生在发展中国家。转移性疾病是导致视网膜母细胞瘤患儿死亡的主要原因。最常见的转移部位是中枢神经系统、骨骼和骨髓。肿瘤可能通过视神经的方向而直接播散，也可能通过脉络膜或眼眶侵犯到附近的淋巴结，然后通过血液传播。转移性视网膜母细胞瘤可通过MRI和脑脊液分析进行诊断。如果病情扩展至骨骼，建议进行骨髓活检和免疫细胞学检查。转移性视网膜母细胞瘤通常采用姑息性治疗，包括化疗和放疗。根据Hu等研究，转移性视网膜母细胞瘤诊断后的中位生存时间为6个月。

8.9 长期视力情况

治疗视网膜母细胞瘤的目标一向是根除肿瘤以确保患者的生存，保护眼球的内外结构并尽可能地最大化保留视力。通常情况下，最佳的治疗效果需要确保对疾病进行早期诊断。Suzuki等研究发现，在未出现严重的眼部损伤或全身事件的IAC术后患者中，未累及黄斑区的患眼视力长期保持在20/60以上。另一项研究表明，通过IAC进行有效治疗后的D期肿瘤，有50%的患者视力低于20/200，60%的患者出现斜视，22%的患者出现眼球震颤。该研究还指出，TTT是导致视力结果恶化的最大风险因素。虽然并非所有患眼都可以得到有效治疗（尤其是D期和E期的肿瘤），但在决定治疗计划时应充分了解可能导致视力下降的因素。如果肿瘤已经累及黄斑区、伴视网膜脱离或肿瘤广泛播散而丧失了视力，那么就不需要针对视力进行额外的抢救治疗（因为不会发生改善）。在确定治疗计划和向患儿监护者提供咨询时，应考虑这一点。

视网膜母细胞瘤患者将接受密切监测，定期进行眼睛检查，直至7岁。值得注意的是，大多数视网膜母细胞瘤的复发会在治疗后的3年内再次出现，此后复发的可能性较小。对于患有遗传性疾病的患者，需要进行密切监视和监测，以便在以后的生活中及时发现并治疗可能出现的第二原发恶性肿瘤。

本章要点

1. 视网膜母细胞瘤是儿童期最常见的眼内恶性肿瘤，属于常染色体显性遗传病。

2. 早期检测对长期存活和保护视力至关重要。

3. 治疗手段包括局部治疗、全身化疗、动脉内化疗、玻璃体内化疗、巩膜敷贴放疗、外放射治疗和眼球摘除术。

4. 视网膜母细胞瘤患者有第二种癌症的风险，因此应尽量减少外放疗的使用，并对这些患者进行第二原发恶性肿瘤的监测。

致谢

本研究未接受任何来自公共部门、商业机构或非营利部门的特定资助。

（叶　琳　译　刘陇黔　审校）

第9章 儿童假性脑瘤综合征的诊断与治疗现状

Ryan Gise，Eric D.Gaier，Gena Heidary

9.1 引言

怀疑因颅内压（intracranial pressure，ICP）升高导致视盘水肿或视神经肿胀是转诊至儿童神经眼科的常见原因。儿童神经眼科医师的任务是确认是否有视盘水肿，如果有，则确定下一步的评估和治疗。无肿块的颅内压增高被称为假性脑瘤综合征（pseudotumor cerebri syndrome）。这个名称包括特发性颅内高压（idiopathic intracranial hypertension，IIH；在本章中可与原发性假性脑瘤综合征互换使用），以及继发于以下病因的ICP升高，包括暴露于某些药物，与潜在的全身性疾病和脑静脉系统异常相关。本章概述了假性脑瘤综合征（pseudotumor cerebri syndrome，PTCS）的流行病学、病理生理学和病因学。此外，本章回顾了PTCS的最新诊断标准、疾病监测方法、治疗方法和视力预后。制订系统性策略来评估视盘水肿和假定的假性脑瘤患者，对于及时识别潜在病因（如果有的话）及通过有效治疗来预防视力丧失是至关重要的。

9.2 流行病学

儿童人群（＜18岁）中IIH的发病率估计为每百万人0.63～0.90。这与一般成人人群中IIH的估计值每百万人0.9是相似的。在20～44岁肥胖女性的传统IIH人群中，发病率上升至每百万人19.3。相比之下，儿童IIH的人口学特征因年龄和青春期状态而异。青春期人群中肥胖女性多见，但青春期前儿童的男女比例相当。值得注意的是，这些估计值不包括继发性假性脑瘤综合征的病例，仅包括特发性病因。

有多项研究强调了青春期状态和肥胖在IIH发病率中的相互作用。Tepe等进行了一项前瞻性研究，作者对1058例肥胖儿童进行了眼科检查，发现14例IIH（患病率为1.3%）。考虑到Tanner分期定义的青春期状态，青春期后的受试者患病率为1.5%，而青春期前的受试者为0.9%。Sheldon等对233例儿童IIH病例进行了一项多中心回顾性分析。他们发现男孩和女孩的年龄与体重指数（body mass index，BMI）之间存在关联，平均年龄12岁的确诊患者中，肥胖的可能性增加。他们强调了三个特定亚组的儿童患者：青春期前组，较年轻且与体重无关；青春期早期组，倾向于超重或肥胖的；青春期晚期组，倾向于更加肥胖，与成人表型相似。其他研究证实了儿童IIH的这些人口学特征，即肥胖是青春期及青春期后IIH的危险因素。Brara等发现，在11～19岁的儿童中，超重和肥胖儿童发生IIH的风险要高得多。虽然这些研究一致认为肥胖的重要危险因素取决于年龄和（或）青春期状态，但是只有详细的青春期分期的前瞻性研究才能使我们可靠地确定儿童IIH的人口学特征。

青春期状态在影响IIH患病率和特征中的重要作用直观地提示了激素在IIH发病机制中的潜在作用。值得注意的是，内分泌疾病如Addison病、甲状旁腺功能减退症、肾上腺皮质功能不全、甲状腺功能减退/亢进及外源性生长激素的使用，与继发性假性脑瘤综合征相关。Tepe等发现14例有IIH的肥胖患者有代谢综合征的证据，包括转氨酶升高、胰岛素抵抗证据、皮质醇升高和空腹胰岛素水平升高。脑脊液的产生可能受到代谢和激素信号的影响，这表明激素失调在颅内高压中有潜在的直接作用。然而，没有单一的激素因素被确定为儿童或成人IIH的病因。这一领域未来的研究将有可能通过血清学检测来识别有风险的个体。

9.3 症状

假性脑瘤综合征的症状反映了继发于颅内压升高的症状，包括头痛（通常为体位性）、一过性视觉模糊、搏动性耳鸣和双眼复视。虽然儿童和成人的症状学谱系相似，但儿科临床上在梳理这些症状时具有额外的诊断上的挑战。根据患者年龄，儿童可能不能像成人那样具体或准确地表达症状。因此，儿童典型症状的预测价值低于成人。

儿童患者可能没有ICP升高的典型症状。Aylward等对152例假性脑瘤综合征患者进行了一项回顾性分析发现，14.5%的患者没有头痛。这组患者的年龄较轻（无头痛的平均年龄为9.7岁vs有头痛的平均年龄为13.4岁），超重或肥胖的可能性较小。重要的是，腰椎穿刺的脑脊液开放式压力在组之间没有差异。在本研究的继发性假性瘤综合征患者中，35/37例（95%）报告头痛。作者没有具体说明继发性假性脑瘤患者的年龄，以及年龄是否可能影响症状。Glatstein等回顾性评估了8年内在医院急诊科行三级护理，随后被诊断为IIH的17岁以下患者。在确定的63例患者中，47例（75%）表现为头痛。与11～17岁组相比，在＜11岁儿童组中头痛较少见。因此，在假性脑瘤综合征的儿童患者中，头痛的报告较少，尤其是在低龄儿童中。

儿童患者可能完全没有症状。Ayward等在他们的研究中指出，8/22（36%）患者是因为在常规眼科检查期间偶然发现视盘水肿而转诊。Bassan等评估了45例IIH患儿，发现14例（31%）没有症状。与上述研究一样，无症状患者较年轻、肥胖的可能性较低。他们还注意到，在无症状组中男性占多数（10/ 14，71%）。波士顿儿童医院（Boston Children’s Hospital）对86例PTCS患者的回顾性研究发现，21%的患者无症状。与有症状患者相比，无症状患者年龄更小，体重指数更低。因此，文献一致表明大量IIH患者是无症状的（可能是偶然发现的），并且这些患者往往较年轻。

继发性假性脑瘤患者也可有或没有症状。据我们所知，尚未有专门研究儿童原发性和继发性假性脑瘤在症状学上的潜在差异的研究。Orme等评估了继发于四环素用药的成人假性脑瘤综合征患者，并将其临床特征与传统IIH患者进行了比较。他们发现，四环素诱导的假性脑瘤患者的肥胖可能性较低（43.8% vs 79.2%），而复视的可能性较高。两组患者就诊时报告的头痛率无统计学上的显著性差异。继发性假性脑瘤患者的病程较短（平均病程18.3周vs 62.9周），IIH组的复发风险较高（16.5% vs 4.0%）。Liu等评估了表现为脑静脉窦血栓形成的65例所有年龄段的患者，发现87.7%的患者表现为头痛，23.1%的患者表现为搏动性耳鸣。如前所述，Aylward等纳入了37例继发性假脑瘤综合征的儿童患者，35/37例（95%）就诊时有头痛。儿童的继发性假瘤似乎更可能表现为头痛，但是这是一个需要进一步研究的领域，因为这一情况尚没有根据儿童的年龄或青春期状态进行评估。对于出现颅内压升高症状的青春期前患者，临床医师应高度怀疑继发性原因。

9.4　诊断

9.4.1　检查

儿童患者的眼科检查结果与假性脑瘤综合征的成人患者相同，包括伴或不伴传入性视觉功能障碍的视盘水肿（视力下降、视野缺损和色觉异常），以及伴内斜视的外展受限（图9.1，图9.2）。全面的神经眼科检查和测试在评估疑似颅内压升高中是非常重要的，只有这样才能识别更多的致命表现。例如，表现为暴发性IIH的患者如果不迅速和积极治疗，就有严重视力损害的风险。暴发性IIH是指在发病4周内出现急性发展的颅内压升高症状并伴有快速进行性视觉损伤，且符合IIH的临床标准。Thambisetty等描述了16例年龄在14～39岁的暴发性特发性颅内压升高患者，这些患者表现为急性症状（平均发病16.1天），并在症状发生后4周内出现不可逆的视觉损伤。11/16例采取了积极的干预措施，包括多次腰椎穿刺、视神经鞘开窗术或脑脊液分流术。尽管采取了这些措施，所有患者都留下了严重的双侧视野缺损，8/16例（50%）成为法定盲。

虽然视盘水肿是一个标志性的颅内压检查发现，但没有视盘水肿也不能排除假性脑瘤综合征的诊断。与成人一样，部分儿童PTCS患者可能没有视盘水肿。Aylward等在他们的回顾性综述中指出，27/152例（17.8%）患者没有视盘水肿。他们比较了有和没有视盘水肿患者的特征，发现年龄、体重指数或腰椎穿刺的初压没有差异。Glatstein等报道，到急诊科就诊的IIH患者中，有相似比例（12/63，19%）的患者没有视盘水肿。继发性假性脑瘤综合征的患者也可以不表现出视盘水肿。Liu等对脑静脉窦血栓形成的成人和儿童患者进行了一项回顾性多中心评估，发现只有35/65例（54%）出现视盘水肿，但其余患者晚些时候也出现了视盘水肿。因此，在诊断假性脑瘤时，不应将没有视盘水肿作为一项排除标准。

假性视盘水肿的出现可引起对假性脑瘤综合征的关注，甚至混淆对假性脑瘤综合征的诊断。例如，由视盘玻璃疣和远视引起的假性视盘水肿，通常促使患者转诊至儿童神经眼科。即使对于最有经验的临床医师来说，及时区分视盘水肿和假性视盘水肿在临床上也具有挑战性。

视盘玻璃疣在人群中的发生率为1%～2.4%，患者往往不知道它们的存在。可用于确定视盘玻璃疣的几种方法包括眼底自发荧光、增强深部成像光学相干断层扫描（OCT）、B超和荧光素血管造影。虽然还不清楚哪种方法在儿童中最可靠，但每种方法都有优缺点，使它们在不同的临床条件下适合或不适合使用。关于视盘玻璃疣诊断方法的更多细节不在本章的范围内。一旦诊断为视盘玻璃疣，临床医师必须记住，这并不能排除颅内压升高的存在。这一难题更加强调了收集完整、全面的病史并仔细理解的重要

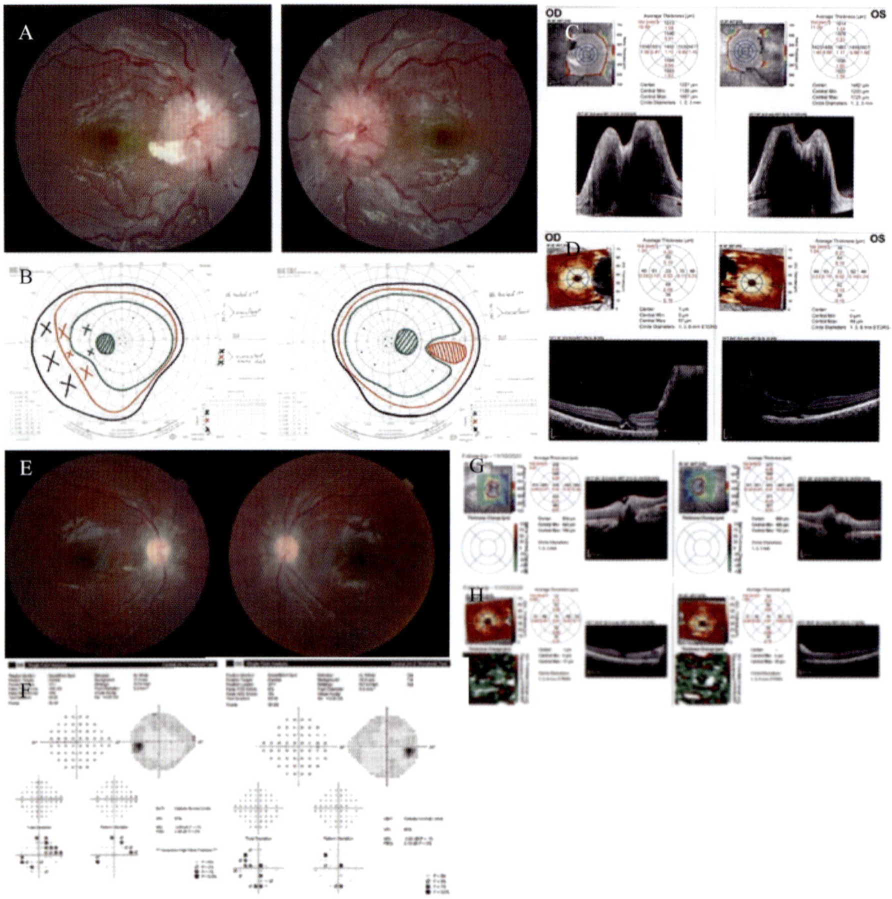

图9.1 这是一个14岁的肥胖非洲裔美国女性的典型病例，她有3周的进行性头痛和一次呕吐。患者自诉头痛有时会把她从睡眠中唤醒，并有短暂的视物模糊。脑部MRI平扫和MRV可发现双眼视盘突入眼球、视神经鞘扩张和部分空泡蝶鞍。腰椎穿刺初压显示成分正常，初压为36cmH$_2$O。视力、瞳孔和色觉正常。患者双眼有5级视盘水肿伴有棉絮斑（A）。她无法准确地进行自动视野检查，动态视野检查显示双眼盲点扩大。右眼有颞部暗点，被认为是扩大的盲点的延伸（B）。患者的视盘体积不能完全显示肿胀程度（C）。由于肿胀，患者的神经节细胞层无法被准确地划分，并且患者有双眼中心凹下积液及右眼囊样视网膜内水肿（D）。患者接受了积极的治疗，乙酰唑胺增加到总剂量每天2g［24.8mg/（kg・d）］。患者出现了明显的有症状的代谢性酸中毒，并开始补充碳酸氢钠。最初患者接受每周两次监测，之后随着对视力丧失的担忧消散，监测慢慢减少。在2个月后的随访中，患者的视盘水肿基本消退，双眼留下显著的胶质增生（E）。患者的视力、色觉和瞳孔保持正常。她完成自动视野检查的能力提高，现在只有零散的非特异性缺陷，尽管左眼的可靠性在临界线上（F）。患者的视盘水肿显著改善，视盘体积基本恢复正常（G）。患者的OCT GCL现在低于正常，表明一些神经节细胞层丢失，但是在外观上并不显著（H）

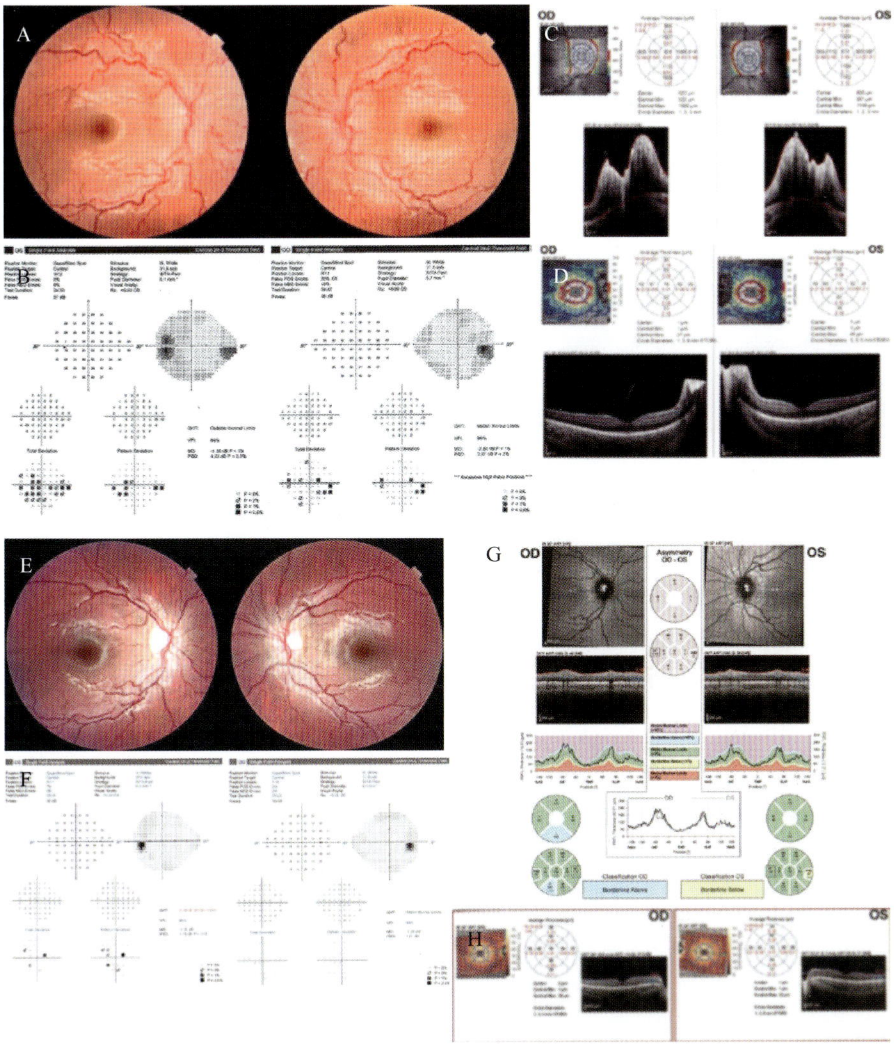

图9.2　一例消瘦的10岁白种人女孩因不断加重的头痛到急诊科就诊的典型病例。患儿开始出现头痛、颈部疼痛和复视，并在3周时间内持续性恶化。患儿的脑部MRI平扫和MRV检查发现，部分空泡蝶鞍、视盘突入眼球内及优势右侧横静脉窦局灶性狭窄。患儿进行了腰椎穿刺，其初压为25cmH_2O，成分正常。当初压达到临界值并伴有其他颅内压升高的明确体征时，患者开始接受乙酰唑胺治疗。考虑到患儿在没有中毒表现的情况下有头痛、颈部疼痛和复视的病史，并且患儿不符合IIH典型体质的事实，我们认为患儿可能有导致颅内压升高的病毒性脑膜炎。初次检查时，患儿的传入视觉功能正常，双侧Frisen 3级视盘水肿（A）。她的自动视野检查显示双侧盲点扩大（B）。由于假阳性率高，右眼的可靠性差，这可能减弱了该眼盲点扩大的表现。左眼也有一些早期鼻侧阶梯的迹象。双眼视盘的体积明显增大（C）。双眼神经节细胞层未显示任何一眼有萎缩的证据（D）。患儿开始服用乙酰唑胺时，每次给药后均出现大量呕吐。患儿改用托吡酯，并逐渐增加到目标剂量50mg，每天2次，约1.5mg/（kg·d）。3个月后眼底照相显示视盘水肿消退（E）。她的视野已恢复正常，仅在左眼有一些盲点扩大的迹象（F）。鉴于水肿消退，现在进行了OCT RNFL（G）检查，患儿的OCT神经节细胞层（H）仍在正常范围内，但略低于就诊时

性，以便准确识别颅内压升高的患者。

9.4.2 诊断标准

随着新的诊断工具和有关其效用的明确数据的出现，原发性和继发性假性脑瘤综合征的诊断标准不断发展。Walter Dandy于1937年首次报道了一个无脑肿瘤的颅内压升高的患者队列。他描述了症状符合颅内压升高的22例患者，除第Ⅵ对脑神经麻痹外，神经系统检查正常，脑脊液检查正常，脑室造影正常。这些关键特征作为Dandy标准的基础，后来由J.Lawton Smith在1985年进行了修改。这些标准在特发性颅内压升高治疗试验（idiopathic intracranial hypertension treatment trial，IIHTT）的设计中被进一步细化，包括特定阈值腰椎穿刺的初压＞ 25cmH_2O或在20 ～ 25cmH_2O伴有其他颅内压升高的证据。

Friedman等于2013年发布了假性脑瘤综合征的最新诊断标准，其中包括针对儿童患者的规范。这些标准中的关键决定性因素是有无视盘水肿。“明确的假性脑瘤”适用于有视盘水肿、神经系统检查正常（除第Ⅵ对脑神经麻痹外）、神经影像正常、脑脊液成分正常和初压升高的患者。在神经影像学检查中，没有脑积水、肿块或结构性损伤，或者在使用对比剂时出现增强的证据。作者建议所有患者都应行增强神经影像学检查，有不典型表现时应行MRV检查，如在男性或非肥胖患者中。对于不能接受MRI的患者（如有起搏器或其他MRI不兼容的植入性硬件的患者），可以选择对比剂增强CT检查。

如果患者满足所有其他诊断标准而无视盘水肿，并且有第Ⅵ对脑神经麻痹的证据或MRI上有明确的颅内压升高的3/4体征，则可诊断为假性脑瘤。MRI上颅内压升高的体征包括眼球后部变平、空泡或部分空泡蝶鞍、视神经鞘扩张或者横静脉窦狭窄的证据。将MRI表现纳入假性脑瘤综合征的支持性证据是基于多项不同的成人和儿童研究。Kohli等对119例至少很可能有假性脑瘤综合征、无视盘水肿但颅内压升高的患者和对照组进行了回顾性分析，发现出现3个或3个以上的MRI表现的敏感度为62%，特异度为95%。比较成人和儿童IIH的MRI表现，Hartmann等发现虽然儿童有相似的表现，但青春期前的儿童不太可能显示为所有4种表现。Gilbert等为了评估MRI表现，对38例患有IIH的患者和28例未患IIH的患者进行了回顾性分析，发现IIH患者更有可能表现出所有4种影像学特征。他们还报道视神经鞘直径≥ 5.2mm诊断IIH的敏感度为87%，特异度为67%。

在我们机构，由于有新证据表明钆对比剂在脑内长期沉积，并且考虑到其潜在影响的不确定性，因此限制钆对比剂在儿童中的使用。对于可疑的假性脑瘤，神经影像学检查方案包括脑和眼眶MRI平扫及头部MRV。当考虑到自身免疫性、肿瘤或感染性病因时对比剂才被使用，并且在作者机构除非被要求使用对比剂，否则对比剂的使用由放射科医师决定。Hollander等强调在儿童中进行MRV检查的重要性，他们对360例IIH或其他原因导致视盘水肿的患者进行了回顾性综述，发现MRV检查的10/72（14%）儿童有隐匿性硬脑膜静脉窦血栓。值得注意的是，6/10为无症状。

腰椎穿刺的初压达到多少阈值被认为是升高的，此取决于是否使用镇静药及患儿的重量。对于处于镇静中的和（或）肥胖的儿童，适用≥ 28cmH_2O的截止值，对于非镇静中的、非肥胖儿童，则是≥ 25cmH_2O。将这些标准应用到一项为期4年的回顾性队列研究中，Gerstl等发现只有8/12例诊断为IIH的患者符合初压的标准，4/12例符合明确的

IIH标准。Masri等评估了一个7个月至12岁IIH患者的队列，发现5/19的患者初压低于25cmH$_2$O。在波士顿儿童医院（Boston Children's Hospital）进行的一项横断面研究中，对于采用腰椎穿刺来评估IIH的患者，我们发现当使用这些初压临界值时，只有105/374（28%）的患者符合诊断标准。虽然指南为诊断提供了数值依据，但重要的是要记住，任何检查的效用都取决于检查本身的准确性和可靠性。腰椎穿刺和初压的测量可能具有挑战性，即使由有经验的医务人员进行看似正确的操作也可能获得虚假的结果。临床医师的专业技能、患者体位、镇静药的使用和尝试的次数都可能影响结果。因此，在假性脑瘤的诊断中，以临床表现和临床医师的判断为优先。

9.5 治疗

儿童假性脑瘤综合征的治疗取决于临床情况，治疗方法是多方面的，既有药物干预，也有手术干预。初始治疗的重点是在适当的时间范围内降低颅内压，使视力后遗症的风险降到最低。与流行的观点相反，诊断性腰椎穿刺期间排出的液体量及末压测量并不影响症状或视盘水肿消退的时间。

口服乙酰唑胺是非暴发性患者的一线治疗。在儿童人群中，根据患者体重决定乙酰唑胺的给药剂量，通常为10～25mg/kg，每天2～3次。没有专门的研究证明乙酰唑胺治疗儿童PTCS的有效性。临床实践以特发性颅内高压治疗试验（Idiopathic Intracranial Hypertension Treatment Trial）的数据为指导，该试验在轻度受影响的成人中比较了口服乙酰唑胺治疗和单纯减重措施。乙酰唑胺改善了视力预后，减轻了视盘水肿，但头痛对治疗没有反应。乙酰唑胺是一种碳酸酐酶抑制剂，据推测是通过减少脑脊液生成来发挥它的作用。

虽然乙酰唑胺的剂量已高达100mg/（kg·d），最大剂量在儿童为2g/d、青少年为4g/d，但发现因为副作用，这些剂量范围难以实行，包括嗜睡、食欲缺乏、感觉异常、胃肠不适和代谢性酸中毒。虽然IIHTT发现大剂量乙酰唑胺的不良反应不常见，并且不建议定期血液检查，但在实践中，笔者发现儿童患者往往对大剂量乙酰唑胺的不良反应更加敏感。笔者建议在开始使用乙酰唑胺后2～6周进行电解质检测，以评估代谢性酸中毒。根据症状和酸中毒的程度口服碳酸氢盐（通常为枸橼酸钠），目标是将碳酸氢盐的水平保持在≥18mEq/L。

乙酰唑胺被广泛认为是成人和儿童假性脑瘤的一线治疗，但托吡酯或呋塞米也被使用。托吡酯通过阻断钠离子通道、增强GABA（A）的活性和拮抗某些谷氨酸受体来发挥抗惊厥作用，但也具有较弱的碳酸酐酶抑制活性。托吡酯可以是药片或者是"糖屑"，给太小不能吞下药片的儿童服用。起始剂量通常为15～25mg/d，可以增加2～4mg/（kg·d），每日分两次给药，最多200mg/d。托吡酯具有致畸作用，育龄期女性患者应避免使用。只有一项开放标签的研究比较了托吡酯和乙酰唑胺的疗效，发现它们都有效。托吡酯不应与乙酰唑胺联合使用，因为理论上会增加肾结石的发生风险。对乙酰唑胺和托吡酯不耐受患者，呋塞米也可作为一种替代治疗，但它的效果还知之甚少。对于担心即将出现视力丧失的病例可使用大剂量皮质类固醇，但不能常规或长期使用。

一旦感觉颅内压恢复正常，症状和视盘水肿消退，问题就变成了在药物开始减量之前，患者需要维持治疗多长时间。遗憾的是，诊断儿童患者时面临的挑战，如无法进行

Snellen视力检查、无法坐下接受OCT检查或无法可靠地参与自动视野检查，在他们的随访治疗中也同样存在，并限制了用于指导临床决策的数据。Tovia等评估了用乙酰唑胺最初成功治疗（平均持续时间12个月）的60例假性脑瘤患儿，发现其中26%在停药后复发。仍需要对假性脑瘤（包括原发性和继发性）的最佳治疗方案进行深入的研究。

通常指导治疗减量开始的临床考虑主要集中于驱动因素是否已被充分解决，以及视神经的健康和功能状态。在青春期/青春期后的IIH中，体重下降6%～10%是成人的基准标准。在继发性假性脑瘤中，停用疑似刺激药物或治疗基础疾病如贫血或硬脑膜静脉窦血栓，是开始减量之前的必要步骤。当患者的视神经萎缩达到显著水平，或者出现被认为是特别有害的进一步的潜在的伴复发的视力损伤，临床医师在开始减量时可能会更保守。Orme等发现，2/52（4%）被诊断为继发于多西环素的假脑瘤患者在治疗停止后出现疾病复发，但未报告这些复发的时间和情况。与IIH亚组相比，继发性假性脑瘤的病程明显较短（18.3周vs 62.9周）。Liu等报道，脑静脉窦血栓中的视盘水肿消退的时间约为6个月。因此，假性脑瘤的预期治疗持续时间取决于潜在因素消退的动力学。

对于药物治疗失败或出现暴发性体征且不能冒险等待药物治疗起效的患者，可考虑手术干预降低颅内压。手术干预包括视神经鞘开窗术、脑脊液分流术和静脉窦支架置入术。因为蛛网膜下腔沿着视神经延伸，所以视神经鞘开窗术为脑脊液从蛛网膜下腔流出提供了一条新的通道，从而减轻了视神经的压力负担。该手术有严重的视力丧失风险，通常由经验丰富的眼整形外科医师或神经外科医师在视力较差眼进行的单眼手术。

治疗颅内压升高的脑脊液分流术（包括脑室腹腔和腰大池腹腔分流术）已用于治疗难治性或急性颅内高压数十年。必要硬件的植入并非没有风险；分流装置随后可能发生阻塞、迁移导致感染，或以其他方式失败。Brune等评估了在他们机构最初为IIH放置的脑室腹腔分流装置的并发症，发现在10.75年的随访中，6/32（18.7%）的分流装置失败。作者注意到14例患者因潜在的分流失败而在急诊科就诊38次，随后这种潜在的分流失败被确定为功能性的。在儿童患者中，植入的硬件本身会在原地停留较长时间，可能会放大失败和其他并发症的终身风险。此外，潜在分流失败的症状和体征在幼儿中可能不明显，可能导致患儿和家属更多地去医院复查、检查和产生焦虑。因此，在儿科群体中放置分流装置需要格外的考虑，通常选择更高的植入阈值。

永久性脑脊液分流的一种替代方法是放置临时的腰大池引流。这种方法通过立即降低颅内压，同时上调乙酰唑胺来预防持续的压力诱导的视力丧失。在这个过程中，大剂量糖皮质激素也常作为辅助治疗。Ploof等研究了9例暴发性IIH患儿，他们接受了临时腰大池引流，临时腰大池引流后再分流或仅进行分流。所有9例患儿最终均逐渐停药，视盘水肿消退，但其中6/9的患儿残留轻度视野缺损。据报道，放置腰大池引流的结局较差。在暴发性IIH的精选病例中，腰大池引流作为临时治疗措施的潜在作用是有希望的，但需要进一步研究以确定与永久性脑脊液分流术相比的风险-获益优势度。

静脉窦支架置入术是一种最近发展起来的治疗方法，主要用于药物治疗失败的成人假性脑瘤患者。这种新方法在成人和儿童群体中的潜在效用正在积极研究中。该方法依据的是IIH患者的静脉窦狭窄（虽然通常被认为继发于颅内压升高）阻塞了静脉流出导致ICP升高。Dwyer等指出，76/145例（52%）疑似IIH患者的静脉系统优势侧有阻塞的证据。Carter等描述了12例接受静脉窦支架置入术治疗的难治性IIH儿童患者，他们注意到流经狭窄分流区的压力梯度有较大下降，与症状缓解相关。据报道，支架置入后1年有13%的患者需要更新，而在同一时间段内，与之相比的分流装置为55%。支架置入需要脑血管造影，而脑血管造影具有发病和死亡的内在风险。如果需要的话，在支架置入后需要抗血小板治疗6个月，则有额外的风险和（或）潜在的分流手术的可行性复杂化。因此，对于病情较重的患者，更适合考虑静脉支架置入术。

Schwarz等报道了8例IIH患者（4男4女，年龄4～18岁），这些患者均是药物治疗难治性的、药物不耐受的或者就诊时为暴发性的，并接受了静脉窦支架置入术人群。所有患者均有静脉窦系统狭窄，7/9的患者症状改善，视盘水肿消退，脑脊液压力恢复正常。两例患者需要再次手术，其中1例反应良好，另1例反应不佳，需要多次其他手术干预。与腰大池引流一样，基于静脉支架置入及其后续管理的内在风险，需要进一步的专门研究来确定静脉支架置入的理想临床场景，让该操作能为患者提供最佳获益。

9.6　监测

必须密切监测假性脑瘤的药物或手术治疗效果，通常重点关注视神经表现和视功能。这些数据的质量和可靠性在儿童患者中原本就较低，这取决于儿童的年龄和发育状况。治疗效果取决于监测传入视觉功能的下降，包括视力、色觉和视野检查，以及在主观眼底检查和辅助检查中表现出的视盘水肿减轻。对于无法进行自动视野检查的儿童，笔者尝试采用动态视野来确定患儿的周边视觉。OCT已经成为一种非常有用的工具，它客观测量了视盘的解剖结构［即肿胀和（或）萎缩的程度］，包括视盘的周围视网膜神经纤维层（retinal nerve fiber layer，RNFL）、视盘的体积（optic nerve head volume，ONHV）和黄斑神经节细胞层（ganglion cell layer，GCL）或复合体（GCC，包括神经节细胞层和内丛状层）。重要的是，RNFL厚度的增加并不是颅内压升高所特有，在其他形式的视盘水肿中也能见到，如在儿童中视神经炎更常见视盘水肿。

在IIHTT中，90%视盘水肿的眼的平均RNFL厚度测量值高于正常的第95百分位数。治疗后6个月，乙酰唑胺加节食组的平均RNFL厚度比安慰剂加节食组下降更多。还观察到视网膜总厚度和视盘体积测量值也有相似的下降。虽然OCT测量的RNFL厚度常用于神经眼科的疾病过程，但是一旦平均RNFL厚度超过200μm，分割算法就会变得不那么可靠。因此，虽然在IIHTT中RNFL测量反映了有临床意义的组间差异，但它并不是随访患者的理想指标，尤其目的是确定治疗反应失败时。由于这个原因，笔者优先考虑使用ONHV，因为在视盘水肿的情况下，ONHV不太容易出现错误，但对这一点的正式评估仍然有限。

重要的是要记住，视网膜神经纤维层厚度和视盘体积的降低可能代表视盘水肿的消退，这些变化也可在向视神经萎缩进展的过程中观察到。黄斑神经节细胞层（或神经节细胞复合体，包括内丛状层）的测量可以在视神经肿胀的情况下直接评估视神经萎缩。与RNFL一样，以变薄为形式的萎缩在急性期可能并不明显，因为它通常在轴突损伤后6～8周表现出来。因此，我们建议在每次评估时，除正式的视野检查（自动或动态）外，还要测量神经节细胞层或神经节细胞层复合体。神经节细胞层变薄是视神经萎缩的直接表现，往往在视网膜神经纤维变薄之前就表现出来。与RNFL一样，当视盘水肿大于或等于Frisen分级3级时，神经节细胞层/复合体的分割可能会失败。失败往往报告为“人为”的变薄，在纳入IIHTT的研究眼中，20%有这种情况。可以减少这些错误的算法正在研究中。

9.7 预后

IIH最初被认为是一种“良性”疾病，直到人们更广泛地认识到儿童可能出现严重视力丧失。这里至少部分原因可能是在儿童的检查和诊断中存在相同的困难，他们视力结局的数据收集更具有挑战性。一个三级保健中心对96例患者进行的一项回顾性研究表明，与青春期前或成年IIH患者相比，青春期患者视力预后不良的可能性更高。Soiberman等对90例患者10年内的情况进行了回顾性评估，发现药物治疗可显著改善视力。使用OCT，Gospe等评估了31例IIH儿童在视觉和结构上的结局，发现19%有永久性视力丧失（视力或视野），并且功能丧失与萎缩程度相关。因此，虽然大多数儿童IIH患者预后良好，但视神经萎缩和永久性视力丧失还是常见的。

关于儿童继发性假性脑瘤综合征视力预后的数据有限。Orme等发现，3.8%的四环素诱导假性脑瘤患者（2/52）和IIH患者（11/302）被放置了分流装置，同时4/52（7.7%）的四环素诱导假性脑瘤组接受了视神经鞘开窗术，与之相比的IIH患者有28/302（9.2%）。传入性瞳孔障碍在两组的发生率相似（继发性：6/52，12%；IIH：25/ 302，8.3%）。四环素诱导假性脑瘤组的视力结局没有进一步描述。在对患有脑静脉窦血栓的成人和儿童的研究中，Liu等注意到平均视力结局为20/25，尽管这个范围还包括光感。26/65（40%）的患者末次随访时出现视野缺损。≥3级视盘水肿或治疗开始后视盘水肿的进展与末次随访时的视野丧失相关。因此，原发性和继发性假性脑瘤综合征可导致成人和儿童永久性视力丧失。需要进一步研究儿童人群的视力结局特征。

9.8 结论

原发性和继发性假性脑瘤既可发生在儿童，也可发生在成人。在他们的评估中，这些诊断需要一个清晰、系统的方法来确定和解决致病因素。至关重要的是，不要忽视任何检查内容，包括详细的患者病史、查体、神经影像学检查和仔细测量腰椎穿刺的初压。原发性假性脑瘤综合征（IIH）等的诊断应采用正式的诊断标准。重要的是，对非典型病例要保持高度怀疑。及时的识别和治疗对防止永久性视力丧失至关重要。干预措施包括药物治疗、临时的腰大池引流或外科手术，如脑脊液分流、视神经鞘开窗术或静脉窦支架置入术。

与成人不同，儿童原发性假性脑瘤因年龄和青春期发育状态的不同而具有不同的危险因素和人口学特征。青春期前假性脑瘤在男性和女性中是同样常见的，与肥胖无关，而青春期后假性脑瘤的人口学特征更类似于成人。儿童患者，尤其是青春期前患者，更不容易表现出典型症状，包括头痛、视力改变、搏动性耳鸣或一过性视物模糊等。检查及辅助资料获取困难使得儿童假性脑瘤的诊断更具有挑战性。这些相同的限制因素阻碍了在这一脆弱人群中开展研究的质量和数量。尽管如此，为了指导诊断和治疗指南，仍需要在这一潜在威胁视力的疾病的多个领域开展进一步研究。

本章要点

1.儿童假性脑瘤综合征可以是原发性（特发性）或继发于药物、系统性疾病或静脉窦回流阻塞。

2.儿童假性脑瘤综合征的评估需要系统化的方法，包括详细的患者病史、检查、神经影像学和腰椎穿刺测量初压。

3.相当一部分儿童假性脑瘤患者将遭受永久性视力丧失和（或）视神经萎缩，这可以通过及时和适当的药物和（或）手术干预来预防或尽量减少。

（廖　孟　译　刘陇黔　审校）

第10章 儿童青光眼的最新进展

Rahul Bhola

10.1 儿童青光眼

10.1.1 引言

儿童青光眼是一种相对罕见的疾病，如果不及早发现并及时治疗，可能会造成严重的视力下降。儿童青光眼可能继发于各种病因，眼压升高并导致视神经损伤是这类疾病常见的结局。在过去的几十年里，随着新技术的发展，门诊可以进行更好的儿童眼压测量和视神经健康评估，从而使得儿童青光眼的诊断和管理取得重大进展。在儿童人群中成功管理青光眼的目标是通过早期最佳控制眼压来最大限度地减少视力损失，这通常非常具有挑战性，并常是通过手术实现的。虽然眼压控制在青光眼治疗中至关重要，但矫正共存的屈光不正和弱视对成功的视力康复也非常重要。

10.1.2 分类

儿童期青光眼是一种异质性疾病，可分为：①原发性，由房水流出通路的异常引起；②继发性，因先天性或后天性眼部或全身异常而阻碍房水流出。多年来，儿童青光眼的分类已经从与青光眼发病年龄相关的简单分类发展到描述眼前节发育模式或解剖结构发育不良的更复杂分类。儿童青光眼研究网开发了一个新的儿童青光眼国际分类系统，该系统使用临床系统化的方法对儿童青光眼患者进行分类（图10.1和表10.1）。

表10.1 儿童青光眼的国际分类（CGRN/WGA）

原发性儿童青光眼
• 原发性先天性青光眼
• 青少年开角型青光眼
继发性儿童青光眼
• 非后天性眼部异常相关青光眼
• 非后天性系统异常相关青光眼
• 后天性疾病相关青光眼
• 白内障手术后青光眼

续表

非后天性眼部异常相关的青光眼
出生时出现的主要眼部异常，可能与全身体征有关，也可能无关
• Axenfeld Rieger异常或综合征
• Peters异常或综合征
• 葡萄膜外翻
• 无虹膜
• 先天性虹膜发育不全
• 持续性胚胎血管症
• 眼皮肤黑素细胞增多症
• 后部多形性营养不良
• 小眼球
• 小角膜
• 晶状体异位
• 晶状体及瞳孔异位
非获得性全身性疾病或综合征相关的青光眼
出生时主要存在已知综合征、全身异常或全身性疾病的情况，可能与眼部症状有关
• 染色体疾病，如21-三体
• 结缔组织疾病
• 马方综合征
• Weill-Marchesani综合征
• Stickler综合征
• 代谢紊乱
• 同型胱氨酸尿症
• Lowe综合征
• 遗传性黏多糖贮积症
• 斑痣性错构瘤病
• 神经纤维瘤病（NF-1、NF-2）
• Sturge-Weber综合征
• Klippel-Trenaunay-weber综合征
• Rubinstein-Taybi综合征
• 先天性风疹
与后天性疾病有关的青光眼
• 葡萄膜炎
• 创伤（前房积血、房角退缩、晶状体异位）
• 类固醇药物导致
• 肿瘤（良性/恶性，眼部/眼眶）
• 早产儿视网膜病变
• 白内障手术以外的眼部手术

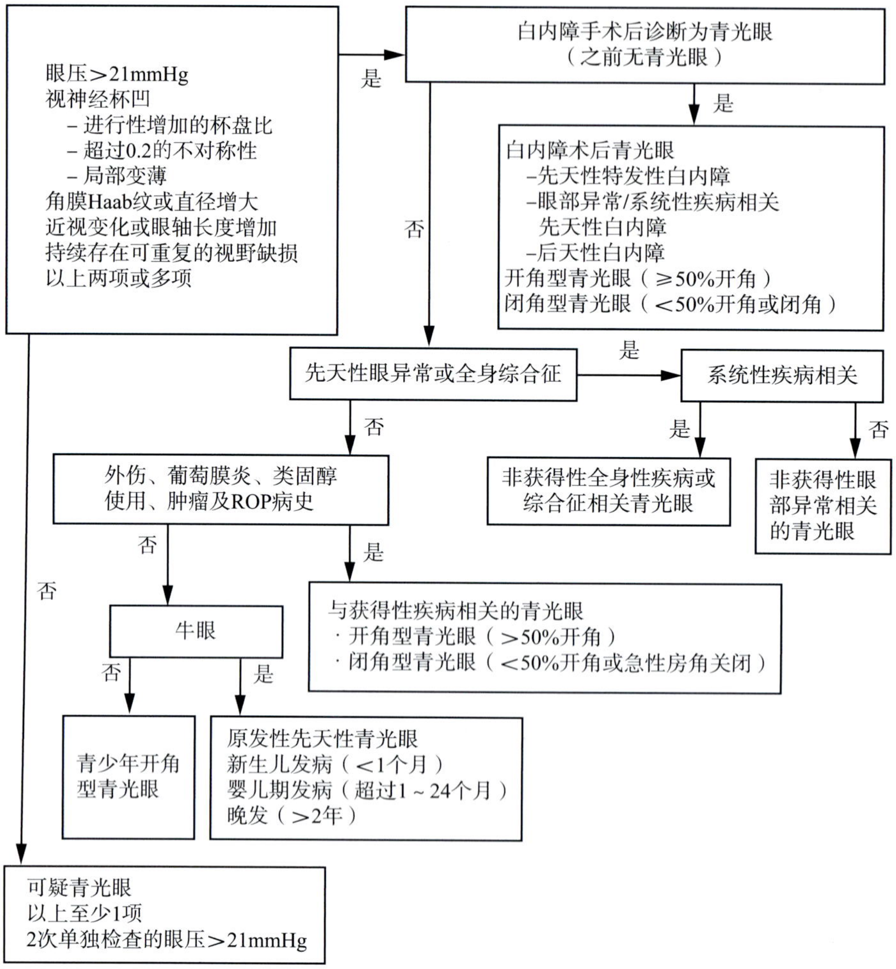

图 10.1 儿童青光眼分类（儿童青光眼研究网）

10.1.3 遗传学

尽管原发性先天性青光眼（PCG）大多呈散发性发生，但具有家族遗传模式的患者通常表现为隐性遗传模式，且外显率不完全或具有可变性，可能存在多因素遗传。人类基因组组织已为青光眼相关基因位点制定了特定的命名规则，其中GLC3表示原发性先天性青光眼的基因位点。目前已确定四个与PCG相关的染色体位点，分别是位于2p21带上的GLC3A、1p36带上的GLC3B、4q24.3带上的GLC3C以及14q24带上的GLC3D。GLC3A位点在编码同源蛋白（细胞色素P450，1族，B亚族，多肽1）的*CYP1B1*基因中已发现147种突变。这些突变表现为常染色体隐性遗传模式，是PCG患者中最常见的变异类型，尤其在近亲婚配人群中更为常见。有趣的是，携带相同基因突变的患者由于外显率不完全和表现度可变性，其疾病严重程度和发病年龄各不相同。青少年开角型青光眼（JOAG）与GLC1A小梁网糖皮质激素诱导反应蛋白基因（MYOC）相关。MYOC是一个由3个外显子组成的基因，位于1q24.3-1q25.2区域，编码糖蛋白小梁网糖皮质激素诱导反应蛋白（myocilin）。另一个与PCG相关的基因是FOXC1，该基因编码的蛋白质在眼周间充质细胞中表达。

10.2 临床特征

儿童期青光眼的临床表现取决于发病年龄、青光眼病因和眼压升高水平。新生儿或婴儿期青光眼通常表现为典型的溢泪、眼睑痉挛和畏光三联征。尽管大多数原发性先天性青光眼病例是双侧的，但在高达30%的病例中，它们可能是不对称的，甚至是单侧的。儿童青光眼导致的眼球增大被称为“牛眼”（图10.2），常继发于慢性眼压升高，在眼科医师处就诊时主要表现为角膜混浊。3岁后，患者可能会出现视力筛查异常，并被发现患有进行性近视、斜视和（或）弱视。

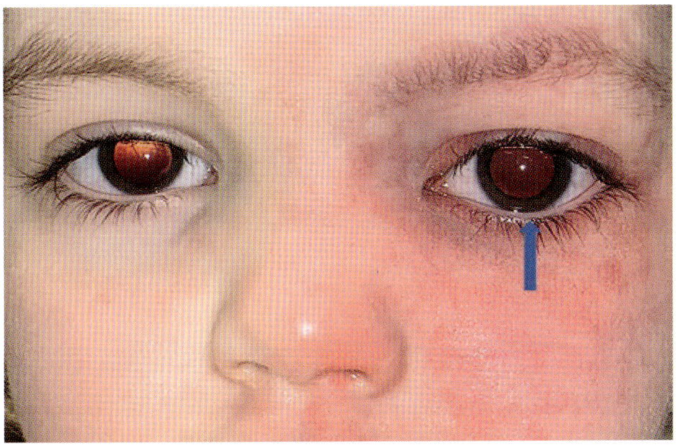

图10.2 Sturge-Weber综合征患儿的面部葡萄酒色斑，合并同侧牛眼和青光眼（箭头）（由Parth Shah提供）

10.3 诊断

尽管在大多数情况下，儿童青光眼的诊断是在门诊进行的，但有时在麻醉下彻底检查以进行全面评估是至关重要的。

10.3.1 角膜检查

新生儿角膜直径大于11.5mm，1岁时角膜直径＞12.5mm，高度提示青光眼。眼压升高导致微囊性水肿，最初累及上皮，但后来扩展到基质。Descemet膜破裂（图10.3，Haab纹）可能是由眼压升高拉伸角膜引起的，这些破裂通常在角膜中央是水平和线性的，在角膜边缘是曲线的。Haab纹在散瞳后的红光反射下可被很好地观察到。

10.3.2 屈光状态

在角膜增大的患者中，出现近视和不规则散光（由于角膜不规则性）常高度提示青光眼。

10.3.3 眼前段检查

原发性先天性青光眼通常的临床表现为深前房，周围虹膜基质发育不全。使用Koeppe镜头和手持便携式裂隙灯进行的房角镜检查可以很好地提供房角解剖结构的细节。在原发性先天性青光眼患者中，虹膜比正常婴儿更靠前，睫状体带、小梁网和巩膜突的细节也不清楚。

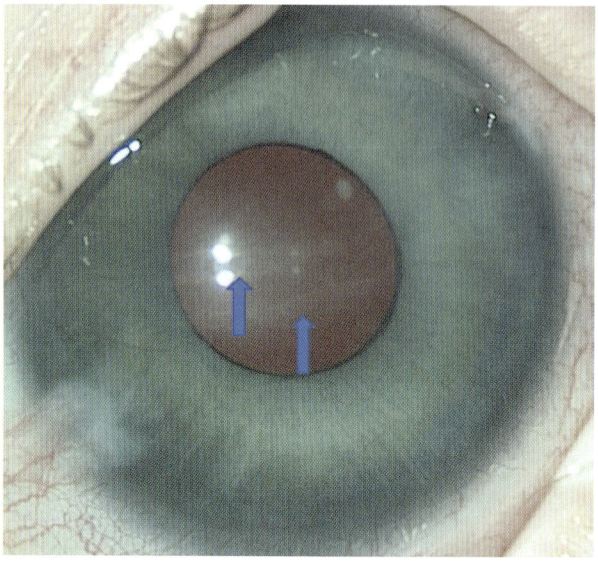

图10.3 裂隙灯显微镜检查提示后弹力膜的水平断裂，箭头示Haab条纹（由Parth Shah提供）

10.3.4 眼压测量

由于视神经的长期健康取决于眼压的最佳控制和稳定性，因此使用一致的工具来准确测量眼压至关重要。鉴于中央角膜厚度对眼压的影响，厚度测量在评估青光眼儿童中的重要性也得到了强调。iCare眼压计的出现及其在儿童中更大的包容性引起了人们对其可靠性和准确性的关注。较新版本（iCare IC200、iCare USA）提供200°的位置自由度，从而允许在站立、坐着、抬高或仰卧位置测量眼压。鉴于其诸多优点，iCare已成为门诊测量眼压的首选仪器。

10.3.5 视神经检查

在评估基线视神经受累情况及监测青光眼稳定性时，对双眼视神经进行仔细检查并进行对比是至关重要的。儿童期青光眼的视杯通常是圆形、凹陷、中央的，周围有均匀的粉红色边缘（图10.4）。由于巩膜管的拉伸，随着青光眼的发展，视杯倾向于周围扩大。在儿科人群中，人们注意到有随着眼压的降低出现杯盘比逆转的情况，但OCT显示视网膜神经纤维层厚度仍然不可逆地变薄。

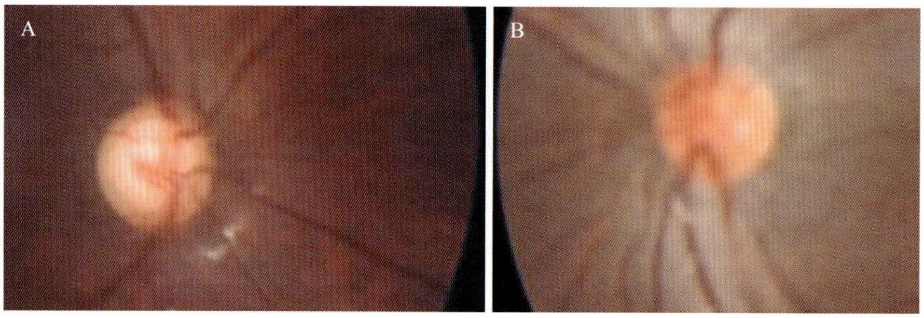

图10.4 A.一名4岁单侧无晶状体青光眼患者的右眼圆形、中心凹陷、视神经网膜边缘健康的视杯；B.左眼正常的视神经，可进行比较

10.3.6　光学相干断层扫描

光学相干断层扫描（OCT）已广泛应用于成人青光眼领域，用于监测视盘（ONH）随时间推移的稳定性。由于儿童很难进行可靠的视力检查，OCT是儿童青光眼评估工具的很好补充。在过去的几年中，测量儿童青光眼的视网膜神经纤维层厚度已经获得了关注，并且在一些中心被常规用于监测视盘参数。OCT测量的视神经纤维层厚度与视盘凹陷的程度具有良好的相关性和可重复性。在一项研究中，儿童青光眼患者尽管在青光眼手术成功后出现了杯盘比的逆转，但视盘周围视网膜神经纤维层仍然出现变薄，与肉眼视神经检查相比，OCT作为评估儿童青光眼损伤严重程度是更为敏感的方法。最近，使用OCT测量获得了健康儿童眼的黄斑厚度、视网膜神经纤维层厚度和视神经地形图的标准数据库。尽管儿童标准值尚未整合到大多数OCT机器中，但许多儿科青光眼专家已将该工具用于管理儿童青光眼患者。

10.4　治疗

儿童青光眼的早期诊断和及时治疗对于最大限度地减少视力损害至关重要。在确定诊断并获得基线参数后，治疗的第一步也是最重要的一步是眼压控制，然后是矫正合并的屈光不正和积极的弱视治疗。积极的青光眼检测和管理方法，有效地利用药物、手术或这些疗法的组合，即使在某些难治的青光眼亚型中，这也可以帮助患者长期保持良好的视力。

10.4.1　药物治疗

儿童青光眼主要通过手术治疗，药物治疗通常起到辅助作用。通常在手术前使用降低眼压的药物暂时降低眼压，使角膜变得透明、房角变得更好观察，以便于手术干预。青光眼药物有时也用于延迟疑难患者的手术干预，有时用于手术干预后的进一步眼压控制。在开始药物治疗之前，应始终考虑到药物在儿科人群中潜在的副作用。

10.4.1.1　β受体阻滞剂

噻吗洛尔在儿童青光眼中的应用已得到广泛研究。鉴于0.5%噻吗洛尔的副作用如支气管痉挛和心动过缓的风险，β_1选择性拮抗剂倍他洛尔和0.25%噻吗洛尔凝胶已被广泛用于控制眼压，并且风险更低。每天使用一次0.25%的噻吗洛尔凝胶有很好的降低眼压的效果，并有更好的安全性。0.1%噻吗洛尔也已安全用于新生儿，可立即降低眼压。泪点封闭可能会大大减少药物的全身吸收，应在滴药后使用3～5分钟。

10.4.1.2　碳酸酐酶抑制剂

局部碳酸酐酶抑制剂可用作二线药物，可在手术前或禁忌使用β受体阻滞剂时短期使用。局部应用的多佐胺和布林佐胺都是有效的二线药物。局部副作用包括角膜失代偿，当角膜内皮功能受损时必须小心。尽管口服乙酰唑胺在降低眼压方面非常有效，但由于其潜在的严重全身副作用（如代谢性酸中毒和发育不良），其在儿童人群中的长期使用受到限制。对于年龄较大的儿童，多佐胺与噻吗洛尔的固定组合可作为简化的药物治疗。

10.4.1.3　前列腺素类似物

尽管很少有研究人员研究局部使用拉坦前列素治疗儿童青光眼的效果，但发现无论是作为单一疗法还是与其他药物联合治疗，拉坦前列素在儿童中的疗效都较差。另一项研究表明，使用拉坦前列素后，大多数患儿并没有出现满意的眼压降低的反应。在这项研究中，大多数应答者被诊断为青少年发病的开角型青光眼，并且比无应答者年龄更大。使用前列腺素类似物可能出现一些副作用，如永久性虹膜色素沉着及睫毛变长、变粗、色素加深等。

10.4.1.4 α_2受体激动剂

局部α_2受体激动剂如溴莫尼定可引起中枢神经的副作用，如年幼儿童嗜睡和极度疲劳，这限制了其在年幼儿童青光眼患者中的使用。

10.4.2 手术治疗

在儿童青光眼病例中，早期手术干预如果能获得良好的眼压控制，就可以防止青光眼病情进展，实现视力的保护。在早期手术成功后，眼压仍可能逐渐升高，因此需要对这些患者进行严格的眼压和视神经功能监测随访。青光眼手术有许多方法，其共同目标是实现最佳的眼压控制。手术方式的选择取决于青光眼的类型、相关的眼部或全身疾病，以及最重要的是手术医师的经验和技术。角膜的透明度、视神经病变程度、既往眼部手术、对侧眼的状态，以及专业人员和设备的可用性在很大程度上决定了手术的类型。

10.4.3 房角手术

10.4.3.1 房角切开术

对于房角结构清晰可见的原发性先天性青光眼患者，房角切开术一直被视为传统首选治疗方法。近年来，360°小梁切开术作为首选手术越来越受欢迎。房角切开术通过去除小梁网上的阻塞组织来恢复房水进入Schlemm管。房角切开术需要有一定的学习曲线，但仍然有许多优势，熟练掌握以后该手术会是一个快速的手术。这种手术方式可以直接观察房角结构，创伤较小，并且不会影响结膜，以便将来需要时进行其他青光眼手术。内镜下前角切开术可以在角膜混浊等情况下提高房角的可视性。

10.4.3.2 小梁切开术

小梁切开术是当角膜混浊且房角不能充分显示时的首选手术。近年来，越来越受欢迎，在一些医院，该手术常被作为儿童青光眼的主要手术。与房角切开术相比，外路小梁切开术具有许多优点。该手术可以在前房可视性差的情况下进行，在解剖学上精确地破坏Schlemm管的内壁，并且由于它不需要在前房中刺入锋利的器械，因此降低了损伤眼内组织的风险。传统的小梁切开术使用小梁切开器，通常只能打开约1/3的房角。而采用6-0聚丙烯缝线穿过Schlemm管，可实现房角的环周切开。该技术与许多并发症有关，包括假道形成、缝合方向错误、虹膜撕裂和长期低眼压。为了避免这些并发症，一种带有非创伤性尖端的照明微导管受到青睐。与前房角切开术和传统小梁切开术相比，照明微导管辅助环形小梁切开术在早期和长期随访中均显示出更好的眼压降低效果。照明微导管辅助小梁切开术联合小梁切除术治疗儿童青光眼（先天性、青少年性和无晶状体青光眼），眼压降低效果显著（图10.5）。

10.4.3.3 小梁切除术

小梁切除术主要用于房角手术失败的患者或继发性青光眼的某些亚型。这是一种技术要求更高的手术，并且由于更强的愈合反应和较厚的Tenon囊及其大量的成纤维细胞储备，在儿童中更容易失败。手术的成功率受种族和既往手术史等因素的影响。对手术

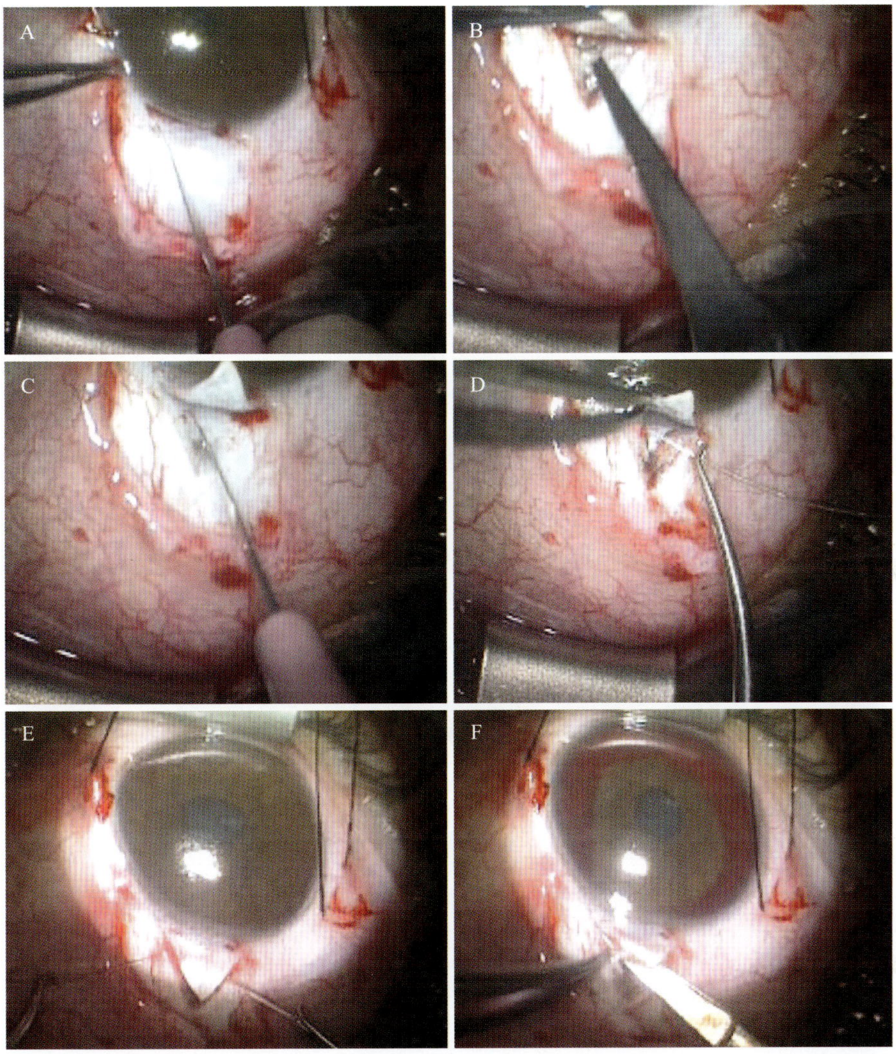

图10.5　照明微导管辅助小梁切开术和小梁切除术治疗儿童青光眼。A、B.浅层巩膜瓣的制作；C.深层巩膜瓣制作；D.I-track导管插入Schlemm管；E.I-Track导管牵拉，打开Schlemm管进入前房；F.深层巩膜切除联合小梁切除术，注意前房内有血，表明小梁网破裂

部位进行术中β射线照射可改善手术效果，促进弥漫性滤过泡形成。丝裂霉素C在儿童手术中的使用可能引起较多的并发症，包括如低眼压等早期并发症，以及易发生渗漏和感染的薄壁无血管，囊性滤过泡等晚期并发症。

10.4.4　青光眼引流阀

当其他手术治疗效果欠佳，或者既往的传统手术未能实现理想的眼压控制时，青光眼引流阀十分有用。对于此类患者，青光眼引流阀提供了实现长期眼压控制的最佳机会。目前最常用的装置是Ahmed引流阀（96mm^{2}和184mm^2）和Baerveldt引流阀（250mm^{2}和350mm^2），前者具有单向流动限制，理论上可降低早期低眼压的风险，后者是一种非限制性引流阀。

青光眼引流阀的成功率差异较大，虽然早期眼压控制效果良好，但随着时间的推移，实现理想眼压控制的效果会逐渐减弱，往往需要辅助用药。在儿童中，青光眼引流阀各有优势，Baerveldt引流阀显示出更好的长期眼压控制，Ahmed引流阀的短期并发症较少。引流阀的蓄水盘纤维包裹是远期手术失败的主要原因。

10.4.5 睫状体消融术

以减少房水产生为目的的睫状体消融通常用于失明疼痛、视力差、手术预后较差或无法进行手术的患眼。睫状体冷冻疗法基本上已被破坏性较小的激光睫状体光凝术所取代，特别是经巩膜二极管激光（810mm），耐受性更好，并发症更少。该手术的主要缺点之一是在有解剖标志变异的“牛眼”中，难以精确控制激光能量。内镜下睫状体激光可以精准光凝睫状突，但需要眼内入路，并且对有晶状体的患者有一定的损伤风险。

10.4.6 视力康复

儿童青光眼的长期护理非常重要，需要持续关注屈光不正的矫正和进行弱视管理。儿童青光眼的视力预后取决于单侧/双侧发病、发病年龄、治疗年龄、眼压控制和手术效果。儿童青光眼患者的长期预后显示，25%的患者视力达到20/40及以上。平均屈光度为-2.90D±3.83D，66%的患者需要屈光矫正。儿童青光眼患者可以获得满意的视力预后，但屈光不正和弱视的持续治疗非常重要。

本章要点

1. 在儿童青光眼患者中，积极的青光眼检测和管理方法，有效地利用药物、手术或这些疗法的组合，在不同的青光眼亚型中也可以长期保持良好的视力。

2. 结合较新的诊断技术，如用于测量眼压的iCare眼压计和用于视神经和视网膜神经纤维层形态测量评估的光学相干断层扫描，可有效地给儿童青光眼患者的诊断和随访带来便利。

3. 更安全和更新的手术技术，如照明微导管辅助小梁切开术，是儿童青光眼治疗的一个很好的补充。在接受了最大限度的药物治疗或在房角/滤过手术后仍未达到足够的眼压控制的儿童青光眼患者中，青光眼引流装置仍可发挥治疗作用。

（魏　红　译　刘陇黔　审校）

第11章 先天性白内障的研究进展

Michael C.Struck

11.1 引言

《视觉2020：享有看见的权利》全球倡议已将控制先天性白内障和儿童盲确定为其优先事项，以减轻可避免盲的负担。先天性白内障（congenial cataract，CC）（图11.1）是指在出生时或儿童早期检测到的晶状体混浊，与早产儿视网膜病变（retinopathy of prematurity，ROP）一起，成为全球可治疗儿童失明的主要原因。

文献中的流行病学因素经常被混淆，但据估计，全世界因患有白内障而双眼失明的儿童约为190 000，另有一些儿童因患有局灶性或单眼白内障而导致不同程度的视觉损伤。在全世界140万失明儿童中，白内障导致的比例约占14%。与未失明儿童相比，失明儿童更有可能处于社会经济困难人群中，在儿童时期需要更频繁地住院治疗，甚至夭折。

自从Gregg Norman博士在1941年发表了CC与物质风疹病毒感染相关的观察结果以来，目前在CC的流行病学、病因学、诊断和管理方面取得了长足进展。这篇关于先天性白内障和视觉障碍相关负担的最新报道聚焦于重度视觉残疾儿童的新兴理论和治疗方法。这些进展大多是近年来取得的，本章的目标是对以上内容进行更新。

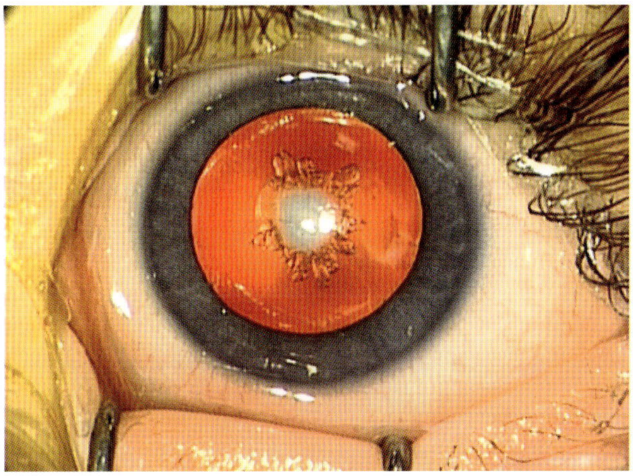

图11.1 周边晶状体透明的核性先天性白内障

11.2 流行病学

在大多数研究中，大脑视觉障碍和视神经异常仍然是儿童重度视力障碍和失明的最常见原因，而早产儿视网膜病变和先天性白内障是目前最主要的可避免诱因。在低收入群体中，儿童失明的原因正从感染性和营养性角膜混浊和先天性畸形转变为与高收入群体更类似的模式。

在一项纳入了231 000例儿童（16岁以下）的群体研究中，视力低于0.05的儿童约为0.08%；几乎50%的失明儿童患有视网膜疾病，最常见的是早产儿视网膜病变。白内障（28%）和眼球异常（11%）是次常见的致盲性疾病。在众多研究中，以上结论在病因发生率上略有差异的重复。

根据WHO（＜0.065%）和欧洲（＜0.05%）标准，在一项CC流行病学的荟萃分析中，全球儿童的患病率估计为0.042%，这使其成为一种罕见疾病。与常见疾病相比，罕见病的人群患病率要低得多，因此对记录疾病数据的需求更大，对准确全面的流行病学信息的依赖也更大。

发病率或在特定时间段（通常为1年）内出现的新病例数量是一个很难获得的数字。据估计，全球每年新生儿中，双眼CC的发病率在0.022%～0.032%，全球每年有20万～30万新增病例。

尽管与年龄相关性白内障相比相对罕见，但在视觉系统发育的敏感时期，CC往往会改变儿童可获得的感官信息的质量，并导致不可逆的视觉缺陷。天生盲且未得到有效治疗的儿童一生都会出现不可逆转的失明。由此造成的损失以失明年限表示，对儿童、家庭和社区的社会经济都将产生巨大影响。

遗传、代谢、创伤和感染因素都会导致儿童期白内障。

不幸的是，很少有大规模的流行病学研究能够完整地综合人群、疾病病因、遗传性证据和流行病学特征。多年来的共识是，约1/3的CC病例是遗传性的，1/3的CC病例与环境风险因素有关，其余1/3的CC病例是特发性的。然而，最近的数据分析表明，特发性CC占所有CC病例的2/3（62%），而遗传性（22%）和非遗传性（11%）则少得多。这些较老的研究没有新的基因检测优势。在撰写本文时，遗传性先天性白内障的突变筛查已经确定了近200个基因位点和100多个致病基因，Cat-Map库（http://cat-map.wustl.edu/）全面总结了以上基因（Messina Baas和Cuevas Covarrubias，2017；Shiels等，2010）。最新的基因分析预测，在单独发生的双眼CC类别中，75%的病例具有遗传病因。对这种病例的特发性评估为白内障形成和临床相关的研究进展提供了探究空间。

在这一点上，将双眼和单眼CC分为不同的CC类别对读者来说将更有益。遗传性、病因和视觉后果沿着这一区别大致分开。双眼CC的比例（54%）仅略高于单眼CC。然而，根据遗传因素形成的亚群比例差异很大。单眼CC占特发性CC的56%，但仅占遗传性CC的6%。

双眼先天性白内障通常与单基因缺陷、系统性疾病和感染因素有关。单眼白内障通常与局部异常有关，如持续性胚胎血管症（persistent fetal vasculature，PFV）。PFV是一种先天性眼部发育不全，是由于原始玻璃体胚胎血管系统无法完全退化所致。在接受手术的单眼先天性白内障患者中，22%～46.5%的患者有PFV。在双眼PFV的动物模型中，已经发现许多致病基因突变，包括*CRYBA3/A1*、*TSPAN12*和*FZD5*，但尚未确定单眼PFV的遗传基础。

在与CC伴随发生的合并症中，单独发生的CC占最高比例（62%），其次是与眼部疾病相关的CC（23%）和与系统性疾病相关的CC（17%）。

尽管在过去20年中积累的先天性白内障和相关系统性疾病的遗传学知识急剧增加；但对单眼先天性白内障患者系统性疾病的患病率仍知之甚少。

在婴儿无晶状体治疗研究（infantile aphakia treatment study，IATS）中，有明显单眼白内障的患者患有显著相关的系统性疾病比例极低8/217（3.7%）。其中包括两例唐氏综合征患者，一例脑萎缩和发育迟缓患者，一例Conradi-Huermann综合征患者，一例线粒体疾病患者，一例自闭症患者，还有一例Stickler综合征患者。一例被收养的患者有严重的听力障碍，白内障被认为是先天性风疹的结果。

在诱发CC的感染性因素中，风疹和单纯疱疹病毒（herpes simplex virus，HSV）是最常见的病因。先天性风疹综合征（congenital rubella syndrome，CRS）是世界范围内最重要的可预防的CC病因。许多国家通过儿童疫苗接种计划几乎消除了风疹（风疹又称德国麻疹）。成年人的风疹感染一般较轻；然而，如果在妊娠早期感染，胎儿感染率为90%，会对胎儿产生严重影响。据估计，全球每年有超过100 000名婴儿出生时患有CRS。根据对WHO成员国的调查，将含风疹疫苗纳入国家常规免疫计划的国家数量从1996年的83个增加到2016年的148个（76%）。截至2016年12月，WHO美洲地区和欧洲地区已经制定了风疹消除目标，美洲地区于2015年对此进行了验证。东南亚地区制定了到2020年减少风疹/CRS至95%的目标；西太平洋地区制定了一个没有具体日期的风疹消除目标，东地中海和非洲地区目前没有消除目标（https：//www.cdc.gov/vicens/pubs/surv-manual/chpt15-crs.html）。

尽管我们为CC的管理优化和手术技术的巨大飞跃做了很多努力，CC的治疗仍是眼科最困难和成本最高的干预措施之一，其病因在很大程度上仍然未知。

11.3　遗传学

在过去的10年里，各种遗传方法的进步和整合加速了遗传性白内障的研究，试图识别与特定表型相关的遗传缺陷。先天性白内障的分子基础通常被认为是单基因的，在编码许多不同蛋白质的基因中发现了致病突变。

单基因CC因为与罹患家庭的高复发风险有关而尤其重要。据估计，22%～40%的CC是由单基因突变引起的。单基因CC是一种遗传异质性疾病，超过100个基因的突变与单独发生的儿童白内障有关（Cat-Map）。值得注意的是，即使在来自同一家族的受试者中，特定CC基因的突变也会导致不同的晶状体表型，这种临床异质性排除了基因型-表型相关性，有助于分子诊断。

儿童白内障的临床表型复杂多样，根据病变位置和形态可分为多种类型，在临床表现和视觉损害方面存在明显差异。形态学亚型包括晶状体前圆锥、前极性、前圆锥形、前囊膜下、后极性、后晶状体球、晶状体后圆锥、后囊膜下、核性、皮质性、板层、带状、粉尘状、蓝绿色、缝合性、多态性、膜性和全白内障。CC的主要流行病学表型为：①全白内障（37%）；②核性白内障（27%）；③后囊膜下性白内障（27%）。

白内障的形态学研究可以帮助揭示晶状体发育不同阶段的白内障发生机制，有助于诊断病因和正确治疗疾病。然而，遗传性白内障在遗传和表型上均具有显著的临床异质性，揭示了各个家族成员之间表型差异显著的原因。

许多先天性白内障的致病基因和突变已通过连锁分析、DNA探针微阵列、基因测序和其他筛查手段成功定位。根据编码的蛋白质，负责各个单独发生的白内障的基因可分为五大类：①晶状体蛋白，包括细胞内晶状体蛋白；②间隙连接蛋白；③主要内源性蛋白（major intrinsic protein，MIP），又称为水通道蛋白，如膜水通道蛋白；④细胞骨架蛋白［如BFSP1（filensin）、BFSP2（phakinin）和波形蛋白］；⑤转录因子（TF），如FOXE3、PAX6、PITX3和MAFA，见图11.2。

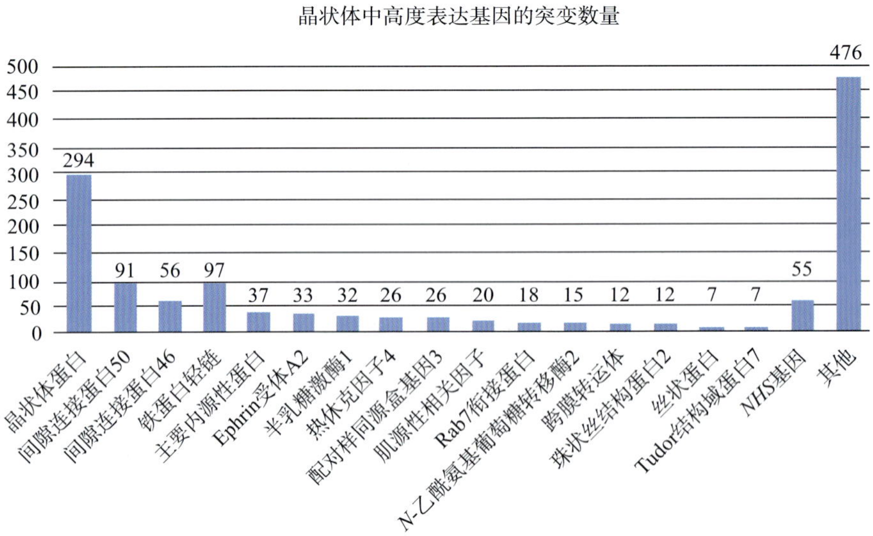

图11.2 晶状体中高度表达基因的突变数量

基因突变导致多种白内障致病原因。迄今为止，在各种高表达基因中出现了1314种致病突变（新发的和复发的），包括晶状体中的晶状体蛋白、间隙连接蛋白、膜蛋白、发育蛋白和细胞骨架蛋白；剩下的476个突变存在于其他各种对晶状体正常功能很重要的基因中

一代测序是基于Sanger双脱氧链末端终止法，而二代测序技术（next generation sequencing，NGS）也称为高通量测序，已逐渐被应用于先天性白内障的检测，如基因组测序、全外显子组测序、靶向序列捕获和靶向外显子序列测序。NGS提高了超出微阵列芯片分辨率之外的微缺失片段的诊断率，也提高了复杂基因组缺失片段的检测灵敏度。NGS已被公认为首选的检测方法，它证明了基因组NGS检测在CC诊断中的有效性，突变检出率极高，单独发生的白内障为70%～85%，合并综合征的CC为63%。然而，仍有约25%的双眼单独发生的CC病因不明（图11.3）。此外，这些研究强调了明确CC病因的巨大临床作用。这方面的例子包括：①遗传诊断，改变基于遗传模式预测的临床预期，从而重新定义复发风险并为遗传咨询提供信息；②通过对多系统疾病的症状前诊断，指导临床管理和患者护理；③诊断明确的代谢性疾病，可提早进行治疗，大幅度降低发病率。此外，一项包括50例患者的研究利用CC基因检测面板发现，超过15%的病例是由与先天性代谢异常相关的基因突变所致。

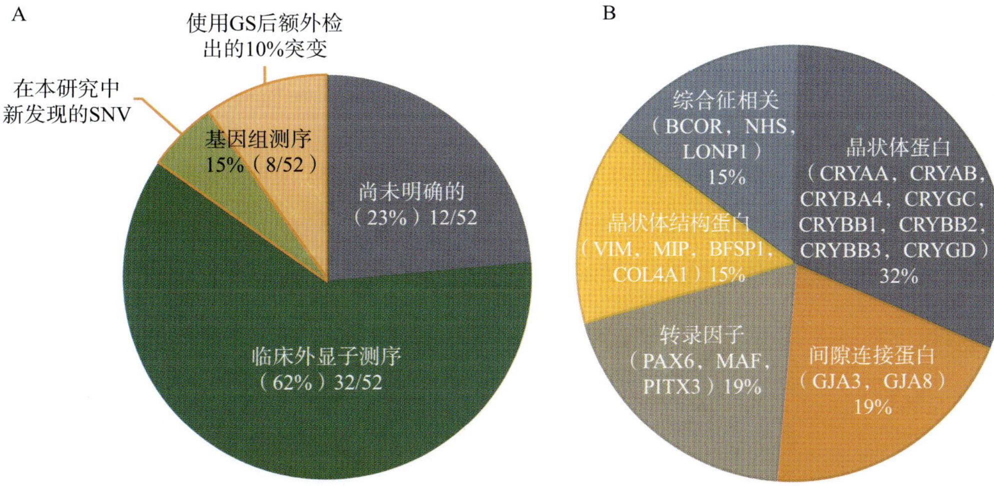

图11.3 52例合并白内障的患者队列总和与构成比。A.本研究和既往文献报道的先天性白内障队列的基因总和。在52例患者中，在使用基因组测序（genome sequencing，GS）后，由于在GC富集区域微小拷贝数变异（copy number variants，CNVs），重复区域的indels和单核苷酸变异（ingle-nucleotide variants，SNVs）的检出，额外10%的病例找到了致病突变。由于使用扩展基因列表和在先前未明确病例中的已知疾病基因中识别了SNV，本研究确定了其他的SNV。总计62%是以前在临床ES中发现的。B.该白内障队列中各基因类别的构成比。超过50%的致病突变仍然是高频出现的晶状体蛋白和间隙连接蛋白相关基因。然而少见的基因突变如转录因子和晶状体结构蛋白所占比例与日俱增。此外，越来越多的综合征相关基因被报道，即使在起初认为的非综合征白内障病例中也有类似发现

Cat-Map和iSyTE（integrated systems tool for eye gene discovery）数据库是探索遗传性白内障分子遗传学和发病机制的利器。Cat-Map是基于网络的数据库和染色体图谱，它总结了遗传性和年龄相关性白内障的突变谱，并能实时更新（Cat-Map）。此外，眼的基因表达数据库iSyTE使用小鼠胚胎晶状体的微阵列数据来确定与晶状体生长和白内障相关的基因，并指明这些基因可能的调控路径。

晶状体蛋白占晶状体纤维蛋白的90%，在大概125年前被Morner发现并命名，系晶状体的主要结构蛋白。晶状体纤维是一种寿命持久、持续增长的无血管包膜器官，晶状体蛋白对保持透明度至关重要。保持晶状体中晶状体蛋白长久的透明性和光学特性至关重要。晶状体蛋白的基因突变会影响这些蛋白质的稳定性、溶解度和低聚特性，破坏有序排列，并导致晶状体混浊。

晶状体蛋白分为α晶状体蛋白、β晶状体蛋白和γ晶状体蛋白。α晶状体蛋白约占人体晶状体蛋白的35%。α晶状体蛋白属于热休克蛋白，有助于维持晶状体的屈光力，具有分子伴侣活性。α晶状体蛋白是晶状体中最丰富的水溶性蛋白质，其特殊的紧密排列在维持晶状体透明度方面发挥着重要作用。β和γ晶状体蛋白在蛋白结构上非常相似，统称为β/γ晶状体蛋白超家族，均含有一个共同的多肽链折叠。

主要内源性蛋白（major intrinsic protein，MIP）因为具有电压依赖性水通道和黏附分子的功能，又称为水通道蛋白-0。它只在终末分化的晶状体纤维细胞中表达，是晶状体中最丰富的膜蛋白。MIP为中心纤维细胞提供营养并维持内环境稳定。遗传学研究表

明其呈常染色体显性遗传。

连接蛋白也被称为半通道，是亲水性的缝隙连接，主要介导小分子的转运并保持晶状体的透明度。目前晶状体中已鉴定出3种连接蛋白：连接蛋白43、46和50。它们在核性CC和CC合并小角膜中表达，表明其对眼球发育和晶状体生长过程至关重要。

细胞骨架蛋白与晶状体细胞中的晶状体蛋白相互作用，形成晶状体细胞的结构框架。细胞骨架蛋白包括微丝、微管和中间丝，参与构成晶状体纤维细胞的骨架。念珠状纤维蛋白能与α晶状体蛋白结合，目前已相继报道其编码基因的14个突变位点与遗传性白内障有关。

转录因子调控晶状体核的发育。*HSF4*、*PITX3*、*MAF*和*FOXE3*基因的突变将导致白内障、眼前段发育不全和其他发育性眼部疾病。截至目前，19%的CC与转录因子的突变相关。

先天性白内障普遍单独发病，但也可能成为其他系统性疾病的一部分。主要导致综合征性白内障的基因包括*GLA*（Fabry病）、*OCRL*（Lowe综合征）、*GALK117q*（半乳糖血症）、*NHS*（Nance-Horan综合征）和*PAX6*（无虹膜症）。此外，儿童白内障也可能与染色体异常或DNA修复缺陷相关，如唐氏综合征、WAGR综合征、Cockayne综合征和Prader-Willi综合征。

11.4 治疗

11.4.1 治疗目标

先天性白内障的治疗原则是保持和恢复视力，防止永久性的视力丧失或盲，降低弱视的发生率，最大限度地发挥视觉潜力。众所周知，视力发育有一个“关键期”，如果不进行早期治疗（大多数情况下是6周龄），发育中的视觉系统就会遭受永久性损伤。在永久性视觉剥夺尚未开始仍需治疗的这一关键期具有双线性/平台模型的特点。在出生后14周，每延迟治疗3周，视力恢复减少一行，从14周到40周，视力恢复达到平台。因此，延迟治疗将会导致不可逆转的视力丧失。

虽然全白内障需要进行及时的小儿眼科处理，但一些对发育中的视觉系统潜在损伤较小的，形态学分类属于部分性白内障的，如前极性白内障或点状白内障，可能不需要立即手术。

11.4.2 早期筛查

CC治疗成功的最关键因素仍然是早发现、早治疗。未治疗的致密CC（图11.1）会导致不可逆的神经生理学变化和形觉剥夺性弱视。相关的疾病还有眼球震颤和（或）斜视。因此，必须立即将患儿转诊到治疗中心。最佳的预后需要很早的转诊和干预。单眼致密型CC的最佳治疗效果是在6～8周龄之前进行手术和光学矫正。最新研究表明，双眼致密型CC的视力恢复与视觉剥夺的长度有关，具有线性特征，但预后最优的是在8周龄（矫正）前接受手术治疗的婴儿。8～10个月时，由于大脑发育的不可逆变化，患有全CC的儿童几乎不能恢复视觉功能。

所有的社区医院都存在检查滞后的问题；而发展中国家的这一问题尤为明显。平均就诊延迟的时间为39～49个月，这对于合理治疗和视力恢复来说往往为时已晚。

初级卫生保健工作者的教育和培训可能是减少全球儿童因CC失明的关键因素。出生后的前72小时内要进行有效筛查，6周龄之前还须使用直接检眼镜和“红光反射试验”再次进行有效筛查。重要的是，卫生保健人员要有筛查途径，认识到CC治疗的紧迫性，并建立能够为其提供治疗的三级中心。此外，还须对每个家庭提供必要的社区内宣教，以减少教育和文化障碍，提高救治概率。

目前3D超声技术的进步使得宫内诊断CC成为可能。对于有高危因素的家庭，产前基因检测可帮助诊断CC。

11.4.3　评估

虽然对新生儿及儿童CC的诊断并及时进行手术对保存视力至关重要，但准确的诊断也很重要。CC是一种高度异质性疾病，与许多系统性疾病相关。病因可包括外伤、母体感染、宫内化学性或药物因素暴露、生化环境紊乱和遗传变异（染色体异常或单基因突变相关疾病）。即便使用临床诊断标准，确诊也是一个复杂且旷日持久的过程。

了解包括家族史在内的详尽病史是非常重要的。具有显著表型异质性的常染色体显性白内障是绝大多数遗传性CC的原因，因此对家庭成员的检查至关重要。既往临床医师往往同时或连续迭代地追踪患者的生化、遗传、临床和影像学信息。所进行的调查通常包括染色体分析和“TORCH”筛查，以寻找弓形虫、风疹、巨细胞病毒和疱疹宫内感染的证据。生化检测内容主要包括氨基酸谱、低聚糖、有机酸和还原物质的尿液测定，血浆氨基酸谱的血液测试、肝功能测试、肾功能测试和半乳糖-1-磷酸尿苷酰转移酶的测定。

11.4.4　形态学分类

在CC的治疗中，白内障的形态学分型是非常有用的，这是由于学龄前儿童视力的量化评估困难且常伴随弱视和其他相关的神经发育障碍性疾病。基于晶状体混浊的位置和大小，形态学分类可有八种亚型，包括：①完全型；②前极型；③皮质板层型；④胎核型；⑤后极型；⑥晶状体后圆锥/晶状体圆锥型；⑦囊膜下型；⑧持续性胚胎血管症（PFV）。如果不及时治疗，许多CC将逐渐进展为弥漫性的完全型白内障。

在幼儿失语症和假性失语症研究（TAPS）中，双眼CC按照形态学特征分为核型（43%）、皮质和板层型（32%）、全白色或成熟型（4%）、后囊或囊膜下型（4%）、晶状体后圆锥型（4%）、前囊或囊膜下型（1%）、晶状体和瞳孔异位型（1%）和未知型（11%）。其中，小眼球检出共有117只眼（50%），19只眼（11%）出现小角膜，12只眼（7%）有其他眼前节异常。

在这一系列研究中，24名儿童（25%）表现出与染色体和神经发育异常相关的双眼白内障。IOLunder2研究表明，55%的双眼白内障儿童伴有系统性疾病或神经发育障碍。这些研究表明，眼部和全身系统性疾病并存的发生率高于流行病学文献报道。

11.4.5　手术治疗

如果早期检测发现CC并及时转诊，CC的救治将是最耗时和最耗费医疗资源的治疗方法之一。尽管目前相当比例的CC为单基因病，但尚无理论证据支持基因置换以恢复晶状体的透明度。可以预见，治疗依赖于手术管理，以恢复光学介质的清晰度，促进光学性（屈光性）康复，预防和治疗弱视，以及持续监测并发症。

手术时机是决定视力恢复的一个重要因素。既往文献一致认为单眼白内障宜早于6～8周龄之前手术，双眼白内障则宜在6～10周龄手术，两次手术间隔不超过2周。

为了改善这种视觉障碍情况下的视力，IOLunder2研究和婴儿失语症治疗研究（IATS）已经确认并完善了这类儿童的治疗管理策略。

现代手术治疗依赖于玻璃体切除器来完成手术的主要步骤。玻璃体切除器可用于撕囊（玻璃体切除术）、晶状体切除术、后囊切除术和前部玻璃体切除术。由于先天性白内障晶状体囊膜和前部玻璃体继发性混浊发生率基本为100%，因此初次手术时的标准操作是直接摘除。标准的玻璃体切除器依赖于20-G系统。由于儿童巩膜硬度低，手术伤口容易渗漏，导致手术过程中前房不稳定。最近，玻璃体切除术已进展到更精细化的23-G、25-G和27-G系统。更小的切口伴随着更小的器械，使得手术干预的稳定性日益增长。

前囊切开通常由20-G或23-G的显微固定镊环形撕囊术或通过玻璃体切除术实现。飞秒激光辅助撕囊术已用于儿童白内障手术，但其仍有术后囊袋扩张及为适应激光装置须行眦切开术的副作用。

关于是否使用人工晶状体（intraocular lens，IOL）的研究已经很多。7月龄以下正常眼球大小儿童的晶状体囊袋直径约为7mm。IATS发现，7月龄以下儿童人工晶状体植入手术不仅极具挑战性，还不能提升视力，且与较高的不良事件发生率和再次手术相关。IOLunder2的研究也有类似发现。然而，业已证实7月龄以上儿童人工晶状体植入可降低不良事件风险，与2岁以上儿童风险相当。

视轴区遮挡（visual axis obscuration，VAO）是儿童白内障手术后的常见不良事件，其发病率与手术年龄成反比。这种效应可以通过植入儿童眼睛的IOL的"支架效应"来解释。因此，在2岁以下儿童中行一期人工晶状体植入术时，应同时完善知情同意，说明可能需要再次手术干预。

另外，确定植入IOL屈光度是一个更为复杂的过程。儿童时期眼球的增长和角膜曲率的变化将随着发育进展而改变屈光力。术后初始屈光目标确定的关键因素是IOL的计算、弱视的治疗、屈光参差的治疗和眼球的对数生长。CC的生物测量通常在手术室进行。儿童IOL计算的准确性低于成人，这与生物测量误差较大和缺乏儿童IOL公式有关。SRK/T和Holliday 2公式在儿童中误差最小、可重复性最高。

儿童单眼白内障术后屈光参差是一个备受关注的问题。在这种情况下使用眼镜进行光学矫正通常会由于不等像视而难以耐受。因此，在不宜植入人工晶状体时，可以使用接触镜。虽然无晶状体眼的光学矫正有诸多选择，但由于其高耐受性和透氧性的特点，许多小儿眼科医师依赖于长期配戴的"Silsoft"软性硅胶接触镜（Bausch和Lomb）。

从婴儿时期起，眼球的生长轨迹符合对数规律。这种增长模式导致前20年的屈光度向近视化进展。因此，预测眼球的屈光变化轨迹困难重重，这也导致一些在婴儿期一期植入人工晶状体的儿童需要更换人工晶状体。另一种可能的选择是一种研究性IOL，该IOL为双部件设计，包括用于屈光治疗的可变换光学部而无须更换整个人工晶状体。目前儿童IOL计算程序已公布，该程序可帮助手术医师计算植入IOL儿童的相对近视偏移。

11.4.6 并发症

前文已对形觉剥夺和继发性弱视等并发症进行了讨论，尽管及时转诊能够治疗这些并发症，但其仍然最影响视力。继发性的视轴区混浊（visual axis opacification，VAO）

也已讨论过，无论是否植入IOL，都可能发生，但植入IOL的CC发病率更高。

开角型青光眼可能是先天性或婴儿性白内障术后最具视力威胁的并发症。根据研究人群和随访时间的差异，白内障摘除术后6%～58.7%的儿童会发生这种情况。其发病隐匿，有时很难发现，并且可能在术后多年发生。

许多因素会增加术后青光眼的风险，包括发现白内障的年龄、白内障手术的年龄、一期人工晶状体植入、术后严重的葡萄膜炎、显性家族史和相关的眼部畸形，如小眼球或持续性胚胎血管症。尽管有猜测人工晶状体植入并不能降低继发性青光眼的风险，多项研究显示没有相关的风险或益处。

婴儿早期的白内障手术被认为是术后继发性青光眼形成的最重要因素。尽管更早的白内障摘除可以为预防弱视提供更好的治疗条件，但也会增加罹患青光眼的风险。

有研究发现，手术年龄越小，角膜直径越小（＜9.5mm），患青光眼或疑似青光眼的风险越高［年龄越小：优势比（OR）1.44；角膜越小：OR 3.95］。对这一双眼队列的多变量分析还显示，手术年龄越小，患青光眼的风险越高。OR分析表明，年龄每小1个月，患青光眼的风险则增加约40%。

继发性青光眼的发病率虽难以预测，但却是恒定的，其危险因素包括手术年龄、眼部解剖结构和随访时间。推荐将所有儿童终身都评估为处于危险之中。

斜视也是CC的并发症。在IATS试验中，约50%（带或不带IOL）的5岁斜视患者进行了斜视手术；内斜手术患者是外斜手术患者的2倍。此外，没有斜视的儿童比有斜视的儿童视力更好。目前尚不清楚白内障术后视力提高是否对斜视的发展有保护作用，或者直接手术矫正斜视是否能促进白内障术后的弱视治疗。在本研究中，未行斜视手术儿童的视力优于已行斜视手术者（0.70/1.10 logMAR，$P=0.097$）。

屈光参差是单眼CC儿童术后视力康复的一个持续性挑战。在IATS研究中，一期单眼IOL植入的白内障患儿术后常有明显的屈光参差，绝大多数情况下手术眼比另一眼近视度数更高。斜视可能是导致儿童单眼人工晶状体眼弱视和双眼功能下降的重要因素之一。众所周知，≥2D的近视性屈光参差和≥1D的远视性屈光参差会显著增加弱视发病率，降低双眼视功能。

目前有关先天性白内障的研究取得了许多令人鼓舞的进展，为我们治疗和理解这种疾病打开了一个新的窗口，也让我们对疾病危险因素、病理生理学和潜在治疗策略有了新的见解。但先天性白内障在流行病学、预防、早期诊断、遗传病因和治疗技术方面仍然充满挑战性。

通过先天性风疹、疱疹减少计划和基因遗传学研究以达到预防或降低先天性白内障发生率这一最终目标是卓有成效的。早期检测，转诊和治疗策略的发展是成功消除CC致盲的关键。最后，技术进步已经实现了保持和恢复视力、防止永久性视力丧失或盲、降低弱视发生率和最大限度地发挥视觉潜力的目标。

（张文秋　译　刘陇黔　审校）

第12章 儿童角膜移植

Ramez Borbara，Asim Ali，Kamiar Mireskandari

12.1 引言

角膜病仍然是儿童盲的主要原因。病因分为以下三大类：先天性角膜混浊（CCO）、后天性创伤性角膜疾病和后天性非创伤性角膜疾病。不同地理区域的患病率和发病率各不相同。先天性角膜混浊出现如Peters异常（PA）、角膜巩膜化和出生即出现的角膜缘皮样病变，还会在出生早期出现的角膜内皮营养不良、伴有角膜水肿的青光眼、先天性遗传性基质营养不良和代谢性疾病，以及后天的、非创伤性的病因如晚发于儿童时期的典型的圆锥角膜。传染性和非传染性的、穿孔的和非穿孔性的角膜瘢痕可能发生于儿童的任何年龄段。

角膜移植的成功率因病因而异。举例来说，与后天性的疾病相比，CCO的移植存活率较低，1年的成功率分别为35%和84%。但在CCO的不同种类中存在异质性，如PA，移植存活率变化比较大。

儿童角膜移植具有一些特有的术中和术后挑战，角膜移植手术的预约主要来自于专业的转诊中心。下面将讨论儿童角膜移植的适应证和类型、手术指征和围手术期管理，并将着重说明手术的挑战、手术并发症和手术效果。

12.2 术前评估

当处理有角膜混浊的儿童患者时，需要进行全面的考量。儿童角膜移植在许多层面上都具有挑战性，应考虑以下主要因素：①系统性合并症和麻醉风险；②眼部合并症和视力预后。

12.2.1 全身系统性评价

儿童原发性眼部疾病合并其他系统性疾病并不罕见。心肺系统、神经系统和泌尿生殖系统异常可能会限制儿童耐受全身麻醉（GA）和外科手术的承受能力。通常如果需要首先实施挽救生命的手术，从而推迟了眼部手术，这样又增加了弱视的风险。

专门从事儿童麻醉的麻醉医师是这些病例的理想选择。全身麻醉会增加1岁以下儿童心搏骤停的风险，角膜移植患者需要比较长的麻醉时间和多次全身麻醉。美国FDA 2017年发出警告，对3小时以上手术麻醉和3岁以下儿童多次麻醉可能对神经发育产生影响。有经验的儿童麻醉医师非常重要的问题是要考虑使用神经毒性较低的药物，如短效阿片类药物和α受体激动剂。

考虑到麻醉的潜在风险和重复全身麻醉，术前需要考虑到儿童的最大获益，评估是否选择非手术方法，甚至不进行手术。或者选择一种比角膜移植更少侵袭性的操作，如光学虹膜切除术（见下文）。在平衡改善视力的好处与儿童整体健康的风险中，家庭参与决策至关重要。

12.2.2　眼部情况、检查和成像方式

需要进行彻底而详细的术前检查，目的如下：

建立诊断并识别受影响的角膜层面，以便进行相应的手术计划。

检测先前存在的眼部合并症如青光眼、视网膜脱离、白内障等。这些信息有助于确定视力提高的潜力，指导手术规划，并有助于为患者和家属提供咨询。

有时，患儿清醒时不配合检查，需要在全身麻醉或镇静状态下进行。检查应包括角膜直径、眼压、角膜厚度、评估前房（AC）深度、晶状体位置和有无白内障、轴长测量，以及如果可能的话进行眼底检查。如果眼底看不清，B超检查排除后段疾病。在CCO中，因为角膜混浊阻碍了眼前节结构的观察，收集图像是非常必要的。超声生物显微镜（UBM）与眼前节光学相干断层扫描（AS-OCT）可以识别受累的角膜层面、虹膜异常和晶状体状态（图12.1）。

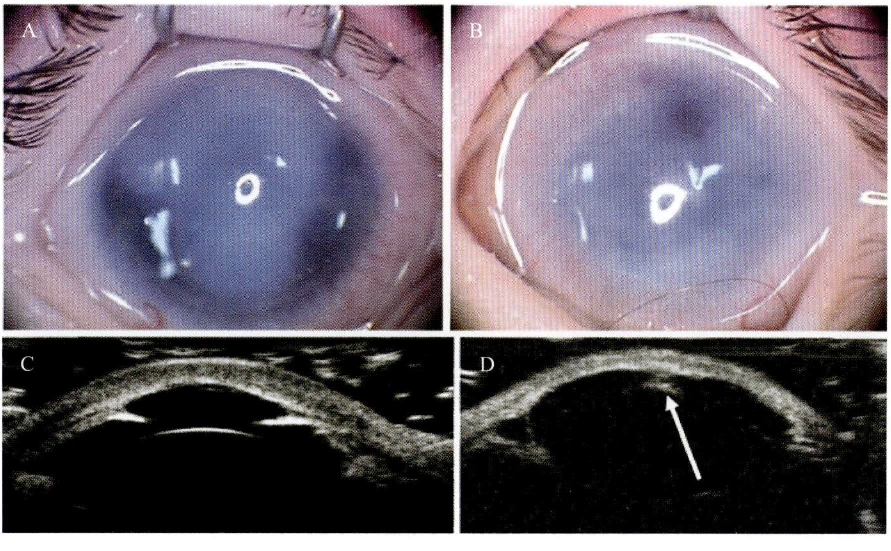

图12.1　3个月大的儿童双侧先天性角膜混浊。裂隙灯图像（A、B）分别显示右眼和左眼。由于角膜混浊，前房的评估受限，无法确定是否累及虹膜和（或）晶状体。来自右眼和左眼的UBM图像（C、D）分别显示虹膜角膜粘连，但是右眼无角膜-晶状体接触（Peters 1型），左眼有晶状体受累的证据（白色箭头）（Peters 2型）

12.2.3 手术计划

根据病因和受累的角膜层面选择不同的手术方式（表12.1）。儿童角膜移植从全角膜移植演变到板层角膜移植，选择性切除受影响的角膜组织可获得良好的视觉效果，并减少了移植物排斥反应发生率。一般来说，当不混浊影响区域大于视轴中心3mm时，会进行手术干预。部分累及视轴且角膜周边透明者可使用药物或光学虹膜切除术扩大瞳孔。

表12.1 儿童角膜移植术的常见适应证

适应证		发病年龄	治疗方式选择
分类	病因		
先天性	Peters异常	出生	PK/光学虹膜切除术
	角膜巩膜化	出生	PK
	皮样瘤	出生	PK/ALK
	角膜内皮营养不良	任何年龄	PK/EK
	青光眼伴角膜水肿	任何年龄	PK/EK
	先天性遗传性基质营养不良	儿童早期/晚期	PK/ALK
	代谢储存性疾病	儿童早期/晚期	PK/ALK
后天性，非创伤性	圆锥角膜	儿童晚期	PK/ALK
	感染性角膜炎	任何年龄	PK/ALK
	非感染性角膜瘢痕	任何年龄	PK/ALK
后天性，创伤性	穿孔行角膜溃疡或角巩膜缘	任何年龄	PK
	非穿孔性角膜瘢痕	任何年龄	PK/ALK

注：PK.穿透性角膜移植；EK.内皮移植；ALK.前部板层角膜移植（可深至后弹力层前，本文也称为DALK）。

12.2.4 手术时机

及时的干预对视觉发展至关重要。我们的目标是在婴儿3月龄之前进行手术，以便进行早期视觉康复，从而降低弱视的风险（记住单侧CCO的后果最差），但需要平衡早期干预的麻醉风险、小眼球手术的挑战，以及发生青光眼和移植物排斥反应的风险。如果需要进行第二次眼科手术，手术间隔1周左右，这样可以降低患弱视的风险，并简化术后护理、随访、拆线、麻醉下检查（EUA），以及在家中使用滴眼液治疗。首先对视力较好的眼进行手术，以减少视力好的眼弱视。

另一种观点主张延迟角膜移植手术对移植物的存活率可能会更好。这种方法的其他好处包括巩膜硬度增加，从而减少眼内容物脱出的风险，以及在减少手术中“开天窗”时眼球塌陷，尤其是在术中由于系统性合并症不能使用甘露醇时。当合并青光眼时做引流阀植入术控制眼压时，角膜移植可能会延迟。考虑到这一切，应该尽可能评估麻醉风险和发展为弱视及眼球震颤的风险。

12.2.5 提供建议和预期

向父母提供建议，让他们参与并致力于手术后的随访，配合弱视治疗和强化使用滴眼液的治疗。管理好他们的期望，并使其知晓这可能会对家庭产生情绪、精神、社会性及经济影响。允许及时讨论，概述流程，详细说明干预的风险和好处，以及失败和需要多次或进一步手术的风险。如果穿透性角膜移植手术，儿童应终身谨慎参与接触性运动。他们可能需要佩戴眼镜或头部保护装置，这可能会给儿童带来很大的影响。因此，为年龄稍大的儿童提供咨询是必要的。最后，给他们介绍支持团体和其他有类似经历的家庭。与儿童及其家庭建立长期关系和融洽关系是手术成功的重要组成部分，有助于视力的恢复。

12.3 一般手术注意事项

儿童眼睛会带来的术中挑战必须提前预料到而且需要在手术前处理。值得注意的是，术中玻璃体正压增加会导致眼内内容物脱出，造成毁灭性后果。需要与经验丰富的儿科麻醉医师讨论以降低这种风险。降低玻璃体压力的适当措施包括深度麻醉、肌肉松弛药、过度换气、静脉注射20%甘露醇（0.5g/kg）和手指按摩。其中一些措施的安全性需要考虑到患者的全身合并症。

穿透性角膜移植术（PK）中的"开天窗"阶段玻璃体被施压后有眼内容物脱出的风险。这种后方的压力在非开天窗的病例中仍然是潜在的问题，当前房（AC）塌陷、后弹力层的皱褶及在内皮移植中将移植物注入前房时。不仅仅可能损伤到透明晶状体，也可能损伤到虹膜、小梁网和供体角膜。以上提到的情况都应该降低玻璃体压力，后续的一些办法可以降低这样的风险。

一个尺寸合适的装置可以降低眼球的压力并且提供正确的暴露。如果后方压力一直异常，在角膜移植的后续阶段也会造成眼内容物脱出。如果压力仍然异常，可以实施外眦角切开。使用Flieringa 环可以抵消儿童巩膜的高弹性和低僵硬度，可以为医师提供更好的巩膜支持和眼球的稳定性，其还能更好地对抗来自后方的压力。在"开天窗"阶段，预置覆盖缝线以快速缝合固定角膜供体组织，或者使用"三明治供体"技术（将在下文中讨论），以尽量减少眼球可能处于坍塌风险的时间。

一般来说，在病例选择允许的情况下，板层角膜移植术优先于全层角膜移植厚度手术。因为它将眼内内容物脱出的风险和脉络膜上腔出血降到最低。这种优势并不局限于围手术期。板层角膜移植为儿童的一生提供了更好的角膜组织力量。穿透性角膜移植的儿童在眼外伤时移植物可能全层破裂和眼球丢失。和成人一样，深板层角膜移植保留了患者自己的内皮，避免内皮排斥反应的风险。角膜内皮移植代替穿透性角膜移植可以降低排斥率和散光，视觉康复更快。

角膜新生血管可能增加移植物排斥反应的风险。在这种情况下，在移植前或移植后用针透热治疗，或者在基质和（或）结膜下注射贝伐珠单抗进行治疗。

12.4 穿透性角膜移植术

12.4.1 适应证

穿透性角膜移植术是用供体组织替代全层的角膜组织。可以治疗所有的角膜盲，角膜病理影响角膜和内皮的全层时可以采用。表12.1展示了基于不同病因采用的角膜移植术的类型。Peters异常、角膜巩膜化和后天性疾病如创伤性的全层角膜瘢痕都是常见的穿透性角膜移植术的适应证。

12.4.2 手术技术

PK的概念在成人和儿童患者之间是相似的，在儿童患者病例中需要提前考虑全身麻醉、开睑器和Flieringa环的使用。更多的特别的手术问题、注意事项和方法将在下面讨论。

在某些CCO病例中，特别是PA，如果结膜长入角膜，需要进行结膜切开术和结膜后徙术，以进行正确的角膜暴露，准确测量角膜直径，从而决定角膜钻孔和供体组织大小。供体组织的大小影响伤口闭合、屈光结果、移植物排斥反应的风险及足够的内皮细胞。在我们的实践中，我们倾向于加大0.5mm。证据表明，有晶状体眼的供体组织选择0.5 ～ 0.75 mm的稍大尺寸，无晶状体眼则增大0.75 ～ 1mm有助于伤口闭合，同时获得更好的屈光效果，但是需要考虑角膜过于陡峭、高度近视、术后角膜前凸。供体尺寸超过8mm会增加排斥的风险，因为更靠近角巩膜缘和结膜血管。

在钻孔阶段，需要特别小心，因为CCO的中央角膜可能很薄。这些菲薄的区域在临床上的角膜混浊中表现为“更透明”，有条件的话应在术前进行AS-OCT或UBM检查。眼科黏弹剂（OVD）的正确使用可以帮助预防虹膜、晶状体损伤。通过轻轻地将OVD针头扫过前房，避免接触角膜内皮和晶状体，可以分离前粘连和后粘连。

环钻角膜后，建议分阶段进行宿主角膜剥离，以减少“开天窗”的时间。角膜切口沿着钻孔沟槽逐渐延伸到6：00位，然后使用单根的9-0尼龙缝线将宿主角膜重新缝合到凹槽的一半，形成锚点来保持眼球的稳定。沿切口继续切开角膜延长到2：00位，与锚定缝线位置相对，角膜仍附着于宿主上。然后在宿主角膜上覆盖一层厚厚的OVD，将供体组织放置在其上。然后使用9-0尼龙缝线以90°将供体角膜缝合到宿主角膜的植床边缘。其中一条缝合线被拉紧，另一条预先放置的缝合线待稍后打结。实际上，供体角膜是一个角膜瓣，一旦移除宿主角膜就准备好缝合。然后切开宿主角膜的连接部分和锚定缝线，通过系紧预先放置的缝线缝合固定供体角膜。此策略确保至少有两个相对坚固的区域，除了在手术过程中的数秒内，其余时间宿主角膜都在原位，发生驱逐性出血的风险最小。

使用间断的10-0尼龙缝线完成角膜缝合。根据供体的大小，10-0尼龙缝线间断缝合16 ～ 24针，使用活结，用于闭眼后根据需要调整张力。最开始的缝线用10-0尼龙缝线取代，将线结埋在宿主角膜中。

12.4.3 术后管理

术后用药方案包括局部使用皮质类固醇激素，在几个月内逐渐减少到每天或隔天一次，并保持长期使用以减少排斥的风险。一些研究已经考虑使用类固醇保护剂，如局部使用环孢素；然而，缺乏证据表明这些药物能降低排斥率。使用抗生素滴眼液直到缝线完全去除。

进行定期的术后随访，评估角膜感染和排斥反应的迹象，并拆除松散或断裂的缝线。当患儿不合作时，在 GA 下进行准确的评估和处理。作为一个粗略的指南，我们的目标是在婴儿手术后6周在 GA 下拆除缝线，这个时间间隔随着年龄的增长而增加。在拆线后立即开始屈光矫正，以优化弱视治疗和帮助视力康复。

12.4.4 并发症

术后并发症很常见，75% 的眼在康复期至少出现一次并发症。在儿童穿透性角膜移植术中，缝线松动或断裂是常见的，因为儿童恢复时间快。大多数早期移植物相关感染和随后的排斥反应都是由松散和断裂的缝线引起的。一旦发现有感染迹象，应尽快拆除缝线，并开始强化抗生素治疗。除感染外，继发性青光眼和移植排斥反应是最常见的并发症。较少见的并发症包括伤口渗漏和裂开、白内障、眼内炎、视网膜脱落和眼球痨。

与成年人（22% ～ 43%）相比，儿童角膜移植排斥反应发生频率更高，并且不太可能得到解决。此外，儿童可能不会说明早期症状，因此术后使用局部皮质类固醇方案逐渐减量和终身低剂量类固醇预防排斥反应是重要的。继发性青光眼的发生率为5% ～ 16%。有些病例可能术前合并青光眼，因此，在每次术后随访时进行评估，一旦确诊应尽早干预，以维持角膜透明和降低视网膜神经纤维层丢失的风险。

12.4.5　转归

PK后报告的移植物存活率和视觉结果取决于许多因素，包括随访时间和原发角膜疾病的病因。通常来讲，创伤性角膜损伤的年龄较大的儿童受伤前已经完成了视觉发育，因此，他们有更好的视觉预后。年龄较小的和眼前段发育不良的儿童相对来说弱视程度更重。

先天性内皮营养不良，如先天性遗传性内皮营养不良（congenital hereditary endothelial dystrophy，CHED）和后部多形性角膜营养不良（posterior polymorphous corneal dystrophy，PPCD）的移植物存活率最高（1年时存活率为92% ～ 100%）。视觉改善可能受到弱视程度的限制。Peters异常与内皮营养不良相比，移植物存活率更差。PA 2型是累及晶状体的最严重的分型，预后最差（38%），PA 1型10年随访存活率为74%。PA的视觉结果差异很大，范围在20/25到无光感之间，56%的眼在PK后10年随访结果视力达到20/200或更好。因此，需要与患儿家庭一起讨论转归，并考虑对侧眼的视力潜力。

一项关于儿童角膜移植中长期内皮细胞丢失的研究表明，对比与在角膜供体研究中提到的对大部分成年人的结果，Peters异常比Fuchs内皮性角膜营养不良有更高的内皮细胞密度。

12.5　前板层角膜移植术

在本节中，浅板层角膜移植术和深板层角膜移植术（deep anterior lamellar keratoplasty，DALK）称为前板层角膜移植术（anterior lamellar keratoplasty，ALK）。

12.5.1　适应证

ALK是选择性替代受累的角膜基质，而内皮和Descemet层是有功能的。这种情况包括角巩膜缘破裂、遗传性基质营养不良、代谢性存储障碍引起的角膜混浊、圆锥角膜、感染性角膜炎和外伤性前部基质瘢痕形成（表12.1）。

这种方法在过去20年中越来越受欢迎，因为具有很多术中和术后优势。保持整个眼球完整性，消除了眼内内容物脱出的风险，并减少了眼内感染的风险。ALK保护患者自身的内皮细胞，降低了内皮移植排斥反应的风险，内皮排斥是最常见的角膜移植排斥反应。因此，术后需要较少的免疫抑制剂。尽管如此，手术还是可能具有挑战性，并可能转为穿透性角膜移植术，因此术前准备与前述的PK相同，除此之外，转换为穿透性角膜移植术必须得到父母的知情同意。

12.5.2 手术技术

手术方法的选择因病因、手术医师的喜好和所需的解剖深度而不同。对于浅表皮样瘤的治疗可以简单切除。对于涉及角膜较深的皮样瘤，病变下的角膜缺损用角膜组织代替切除术，并用10-0尼龙缝线固定。

涉及更深层基质，如圆锥角膜通常会受益于DALK。DALK主要有两种方法：用各种技术进行手工剥离或者以大气泡技术显示基质的深度，旨在使用空气或眼科黏弹剂注入Descemet膜前的深层角膜。

在实践中，我们进行手工剥离，因为儿童后弹力膜（DM）附着性更强，大气泡技术使穿孔的风险更高。按之前在PK中说明的使用Flieringa环。根据术前AS-OCT测量（图12.2）的角膜瘢痕的深度进行环钻，使用角膜基质剖切器做角膜基质的剖切。解剖深度可根据需要加深，直到靠近Descemet层。术中OCT有助于提高手术精度。残余基质厚度达80μm通常在视觉上不显著。微穿孔可以通过前房注气来处理，调整剥离深度。剥离平面应延长超出宿主的环钻边缘，以便组织对合更好和供体缝合。将尺寸合适的供体组织（尺寸超过0.25～0.5mm）用10-0尼龙缝线间断缝合16针。

12.5.3 并发症

与PK类似，缝线松动、角膜炎和新生血管长入是最常见的。其他并发症包括持续性上皮缺损、移植物衰竭和青光眼。后弹力膜脱落很少发生，可以通过向前房内注射空气来控制。与成人一样，移植物仅涉及供体基质，排斥反应罕见。

12.5.4 转归

许多文献都集中在ALK在角膜缘皮样瘤治疗中的作用，视觉结果主要受术前是否存在的弱视影响。Watts等报道了86.7%的患者板层角膜移植术后12个月矫正视敏锐度（CDVA）达到20/40甚至更好。较小的移植物和较大的年龄患者有更好的视力。Ashar等报道了26例DALK在1.3年的随访中，62%的患者的CDVA达到20/80以上。

最近DALK与PK治疗小儿圆锥角膜的随访5年的疗效比较表明，视力和移植物没有显著关系。Elbaz等发表了接受手工剥离的DALK 42例51眼的结果，最常见的手术适应证为黏多糖病（29.4%）和圆锥角膜（23.5%）。在这个报道中，2%转化为PK，9.8%的患者出现基质排斥反应，其中1只眼移植失败。平均随访时间为3年，75%的眼视力达到20/80以上。

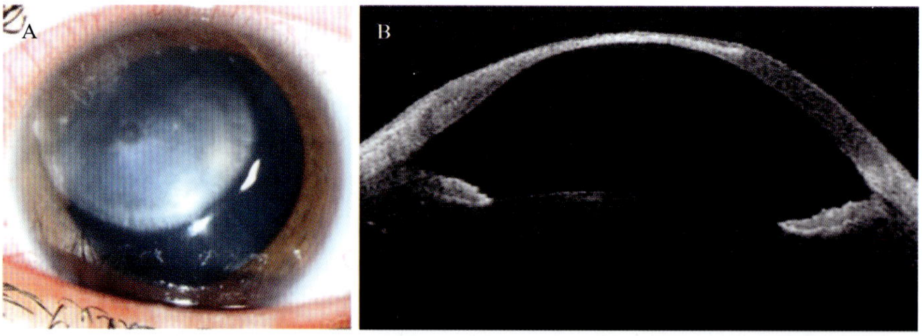

图12.2 角膜瘢痕的彩色图像（A）和相应的前段OCT（B）显示由于之前的微生物性角膜炎导致的角膜变薄。识别角膜变薄的区域对于手术计划、决定剥离深度和角膜移植缝合至关重要

12.6　角膜内皮移植术

角膜内皮移植术（endothelial keratoplasty，EK）包括了选择性替换后部角膜层（DM和内皮复合体）。常见的EK类型包括Descemet自动剥离角膜内皮移植术（descemet stripping automated endothelial keratoplasty，DSAEK），其中使用了微型角膜刀切割供体DM内皮复合物与基质组织。后弹力膜角膜内皮移植术（descemet membrane endothelial keratoplasty，DMEK）仅移植内皮和后弹力层，而无供体基质。EK的优势在于保持眼球构造强度，快速恢复视觉，避免PK的“开天窗”及缝合相关并发症。

12.6.1　适应证

EK最常见的适应证是影响角膜内皮细胞且引起局部或全角膜水肿的疾病。其中包括CHED（图12.3）、PPCD、无晶状体大泡性角膜病变和出生时创伤。尽管EK解剖学恢复成功，但继发于内皮功能障碍的持续性角膜水肿可能导致基质混浊和瘢痕。在这种情况下，可能需要PK来进行原发性内皮疾病的治疗。

12.6.2　手术技术和挑战

与成人EK相比，儿童EK更具挑战性。严重的角膜水肿可能影响在DM剥离和移植物展开时前房中的视野。眼内操作棘手，因为浅前房具有塌陷的危险，浅前房来自玻璃

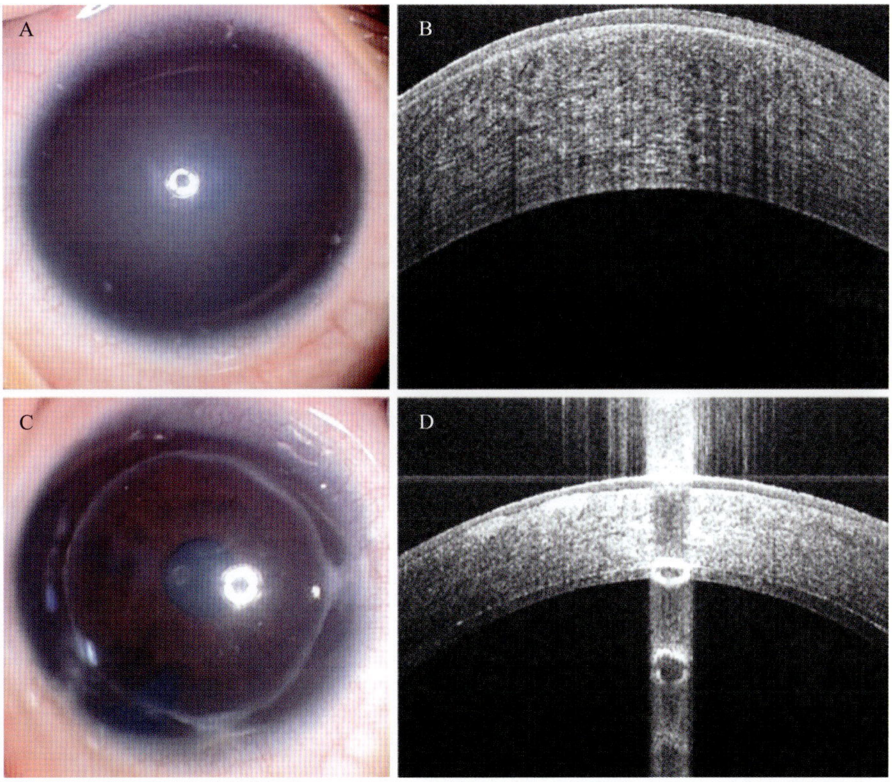

图12.3　CHED患儿的图像。彩色图像（A）显示角膜水肿和混浊，其对应于OCT上的上皮和基质水肿（B）。彩色图像（C）显示内皮后角膜移植术，相应的OCT图像（D）显示薄内皮移植物，基质水肿已经解决

体压力和位于前方的透明晶状体。此外，后部和（或）周围前部粘连也可能限制AC深度。所有上述因素都可能导致手术时间延长和引起AC中的纤维蛋白炎症反应。这种纤维蛋白让非常薄的DMEK移植物的展开面临很大问题。周边虹膜切除术的出血也可能会加重纤维蛋白的产生，使手术进一步复杂化。

儿童DSAEK和DMEK手术的基本技术与成人相似。我们强调了上述挑战性的情形下的EK步骤。颞巩膜隧道和AC维持器有助于防止AC在手术过程中崩塌或波动。前房内注射空气或台盼蓝染料可能有助于Descemet膜的可视化，以确保从供体角膜完全剥离。乙酰胆碱致瞳孔收缩，有助于避免术中晶状体损伤或供体虹膜后组织丢失。由于术前儿童不可能实施YAG激光周边虹膜切开术，可以用虹膜切除术来防止瞳孔阻滞。可以在EK之前使用玻切器进行。我们提倡通过使用镊子将移植物注入前房。这确保了植入的内皮在展开之前将组织固定到位，然后注入少量空气以将移植物保持在位。伤口缝合后，将移植物居中，注入可膨胀气体，实现术中填塞20分钟。术中OCT有助于可视化，确保移植物居中。多余的液体都通过外表面的按摩从切口释放。进行有限的气流交换以避免术后高眼压，可以进行穿刺。

12.6.3 术后管理

术后用药方案类似于PK，强化使用皮质类固醇滴眼液，逐渐减量并长期保持。建议家长注意患儿姿势并防止其揉眼，在儿童可能很困难，导致发生移植物脱落的风险增加。当术后AS-OCT不能配合时，EUA应术后1周进行，以确保移植物附着。

12.6.4 转归

文献中的大多数结果集中在角膜内皮移植术治疗CHED。与其他内皮营养不良不同，CHED与接受DSAEK的眼的术后结果通常比PK的视觉结果差，尽管解剖位附着良好且具有功能。人们认为，继发于角膜水肿持续的角膜瘢痕是造成这种差异的原因。因此，我们提倡做严格的病例选择，仍然将PK视为一种替代方案。Ashar等报道了一项CHED治疗的配对研究，一只眼接受DSAEK，另一只眼接受PK。在1年的随访中与PK相比，接收DSAEK的眼恢复得更快，稳定得更早。尽管DSAEK的角膜透明度差异无统计学意义，但视力未达到与PK眼相同的水平。Yang等报道了DSAEK在两个儿童组CHED中的应用：婴儿和年龄较大的儿童。年龄较大组的儿童在4岁时有30%的病例实现了术后BCVA 0.4 logMAR 或更好的，而婴儿组为86%。Belliveau等报道了一例患有PPCD的12岁儿童接受DSEK，视力从双眼20/200达到右眼20/80和左眼20/30。

与成人一样，儿科DMEK虽然具有挑战性，但相对于DSAEK，可能对视觉恢复更快更好，排斥反应更低。Srinivasan等报道了DMEK手术对5只眼的结果（4只CHED和1次PK失败后），随访13个月以上，视力从1.93 logMAR提高到0.98 logMAR。2只眼（40%）需要重新手术注气，1只眼出现原发性移植物衰竭。总体来说，这项研究提供了令人鼓舞的结果。

12.7 未来会怎样?

尽管在儿童角膜移植方面取得了上述进展，但仍存在问题。全球供体材料短缺，无法使每个人都进行角膜移植，移植失败率和排斥反应率很高仍然是令人担忧的问题，尤其是在儿童组。

随着细胞培养领域新的创新技术出现，再生医学及增强细胞生长的生物相容性微结构支架的研究进展，预期这些将用于治疗角膜盲。

Rho激酶是细胞功能的重要调节因子；生长、迁移、代谢、细胞凋亡及其活性在各种病理条件下都有所增加。Rho激酶抑制剂被假设在内皮细胞中发挥细胞增殖作用，促进内皮细胞再生和减少角膜水肿。

在培养人类角膜内皮细胞领域有一项正在进行的研究，然而在维持内皮功能方面很困难。在未来可能会有新的侵入性更小、更容易实施的治疗措施来治疗角膜盲。

12.8　总结

与成人角膜移植手术相比，当将这些技术应用于儿童时，儿童角膜移植更具有挑战性。患者选择、手术时机及一个全面的多学科团队对手术成功和取得视觉康复至关重要。板层手术改变了我们处理角膜病变的方式，到目前为止，穿透性角膜移植术仍然是最常见的儿童角膜移植方法。

随着我们对发病机制认识的不断深入，以及新的成像技术和外科手术技术的发展，我们期待着手术和视力效果方面的改进。使用组织工程技术进行内皮细胞再生培养的前景是有希望的，预计在不久的将来会取得成果（图12.3）。

本章要点

1. 在管理患有角膜疾病的儿童时，需要采取全面的方法，包括角膜病理学、家庭咨询和参与治疗对于最佳视觉康复非常关键。
2. 儿童角膜移植具有挑战性，因此需要术前手术计划、麻醉调整和术中改良增强手术的成功率。这些最好在专业中心实施。
3. 病例选择至关重要，有时是非手术方法或最低限度侵入性手术而非角膜移植可能就足以实现最佳的视觉康复。
4. 板层手术越来越受欢迎，手术技术也在不断发展。

致谢

感谢Cynthia VandenHaven女士（CRA FOPS）、影像专家对本章中的图像提供帮助。

（马　可　译　刘陇黔　审校）

第13章 视神经胶质瘤的治疗现状

Alyson Tukan，Lindsey M.Hoffman，Aparna Ramasubramanian

13.1 引言

视神经胶质瘤（optic pathway glioma，OPG）是源自视神经、视交叉、视束或视放射的低度恶性肿瘤。虽然OPG偶有出现，但是通常其与1型神经纤维瘤（NF1）相关。OPG的临床病程是可变且不可预测的，这限制了标准化治疗方案的开发。本章回顾了OPG 的临床表现、筛查建议、诊断工具、当前治疗方案及未来诊疗管理方向。

13.2 视神经胶质瘤定义

OPG 是可能出现在视神经通路任何部位的低度恶性肿瘤，包括在视神经、视交叉、视束和视放射，最常见于生命的前10年。OPG占儿童中枢神经系统肿瘤的2%～5%。虽然OPG是散发的，但其与NF1密切相关，NF1是一种遗传性神经皮肤疾病，每年每3000人有1人受影响。15%～20%的NF1患者会发生OPG，通常是沿着视神经或视交叉发生。考虑到NF1中发生OPG的频率，根据 NIH 的定义，NF1七条诊断标准中的一条就是存在视神经胶质瘤。在组织学上，OPG 通常被分类为毛细胞型星形细胞瘤（WHO Ⅰ级），而较少被分为其他类型，有时为更具侵袭性的 LGG 亚型，包括毛黏液样星形细胞瘤、多形性黄色星形细胞瘤或弥漫性纤维性星形细胞瘤。

13.2.1 症状和体征

- 眼球突出
- 视力下降或视力丧失
- 色觉受损
- 斜视
- 相对性瞳孔传入缺陷
- 视盘水肿（图 13.1A）
- 视盘萎缩（图 13.1B）
- 视野缺损——累及视交叉导致的双颞侧偏盲
- 视网膜中央静脉阻塞
- 分离性垂直眼球震颤

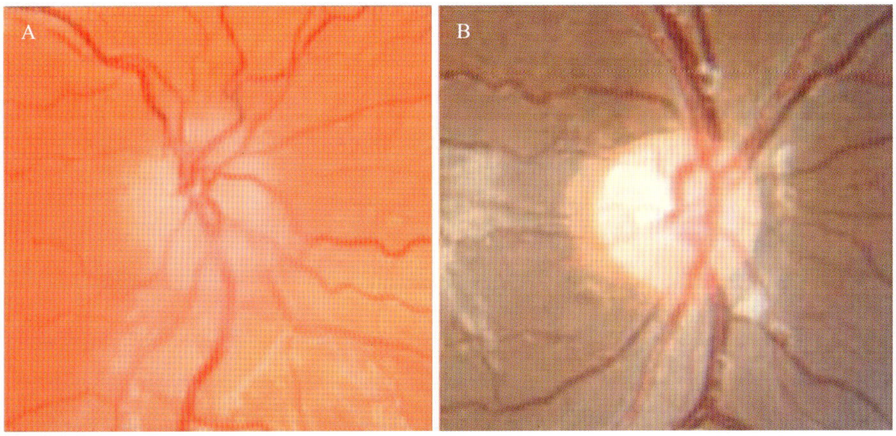

图 13.1　视神经胶质瘤表现为视盘水肿（A）和视神经苍白（B）

- 累及视交叉导致的性早熟

13.2.2　预后因素

预后因素见表 13.1。

表 13.1　视神经胶质瘤的预后因素

预后良好	预后较差
限制在视神经的肿瘤	肿瘤累及视交叉，位于视交叉后方或累及下丘脑
NF1 相关性	小于 1 岁儿童出现的肿瘤
	女性：需要治疗的比例更高，丧失视力的可能性比男性高出 5 ～ 10 倍
	散发性（非 NF1 相关性）OPG：更具侵袭性的病程，引起颅内压升高的概率较高

13.2.3　NF1 相关 OPG 的病理生理学

NF1 背景下引起的 OPG 是通过突变、甲基化或敲除等方法来沉默双等位 *NF1* 基因。通常由 *NF1* 产生的基因产物，即神经纤维蛋白，是 GTP 酶激活蛋白的类似物，并在抑制 RAS 的原癌作用中发挥作用。当神经纤维蛋白不起作用时，RAS 会激活 AKT 和 MEK，从而允许失调细胞通过 mTOR 复合物和 ERK 生长。缺乏神经纤维蛋白和未被制止的 RAS 也会降低 cAMP 水平，从而导致视网膜神经节细胞（RGC）层凋亡。因此，抑制 RAS 或增加 cAMP 水平可以减少 NF1-OPG 患者的 RGC 损失并保留视力。此外，小胶质细胞通过产生 IL-1β 和 IL-6 等炎症因子与肿瘤生长有关，这些炎症因子对 RGC 和视网膜神经纤维层（RNFL）可产生神经毒性作用。雌二醇增强了这种作用；这可以部分解释为什么女性的视力丧失更为严重。散发性 OPG 通常是由 *BRAF* 改变（最常见的是 *BRAF*V600E 突变或 *BRAF-KIAA1549* 融合）引起的，*BRAF* 能激活丝裂原激活蛋白激酶（MAPK）途径。

13.3 诊断

13.3.1 Dodge分类

1958 年，Dodge 及其同事发表了一系列包括46名OPG 患者的研究报告，旨在根据肿瘤位置区分治疗的类别。A型肿瘤累及视神经，B型肿瘤累及视交叉，C 型“导管型”肿瘤更加弥散。源自该系列的标准已被改编成改良Dodge分类系统，其也被称为PLAN评分，因为以下4个中心对其发展做出了贡献（Padua、Leeds、Augsburg和Nottingham）。

- Dodge 1——仅视神经。
  - 1a：单侧视神经
  - 1b：双侧视神经
  - 1c：脑池段视神经
- Dodge 2——视交叉 ± 视神经。
  - 2a：中央交叉
  - 2b：不对称交叉
- Dodge 3——前视束。
  - 3b：不对称视束
- Dodge 4——后视束 ± 下丘脑。
  - 4b：不对称后束
  - H±：下丘脑受累
  - LM±：软脑膜播散
  - NF1±：1型神经纤维瘤病

13.3.2 筛查

OPG 的进展可能会对视力产生毁灭性后果，因此早期发现非常重要。1997 年，OPG 工作组提出了一系列针对 NF1-OPG 的眼科筛查和监测建议，至今仍在实践中使用（表 13.2）。一项针对 51 名 NF1-OPG 患者的研究发现，12 岁以上没有肿瘤进展，这支持对年轻患者进行更频繁的监测，并主张将年度筛查自目前建议的 8 岁延长为 12 岁。表 13.3 概述了根据患者的年龄和识字能力，在眼科检查中用于视力评估的工具。

表 13.2 无视觉症状的 NF1 患者筛查指南

年龄	筛查方式	筛查频率
＜1岁	无正式建议	N/A
＜8岁[a]	全面眼科检查	每年
8～18岁	全面眼科检查	每2年[b]
成人	无须筛选；日常眼部保健	根据需求

改编自 Listernick 等。

a. 法国临床指南建议每年进行1次筛查，至少直至 13 岁。

b. 频率尚未确定。

N/A. 不适用。

表13.3　测试视力的工具

年龄/识字能力	工具
婴儿（0～2岁）	Teller视力卡
识字前（3～4岁）	Lea图形视力表
识字前（4～6岁）	HOTV匹配视力
识字后（＞6岁）	Snellen卡

改编自 Listernick 等。

13.3.3　附加建议

- 对于在眼科检查中疑似 OPG 的患者，需进行大脑和眼眶MRI检查。
- NF1-OPG 患者应每3 个月接受一次眼科评估，持续 1～2 年，之后评估频率应由他们的眼科主治医师决定。如果到 18 岁时视力检查仍不稳定，监测可能会停止。
- 常规神经影像学检查不作为筛查方案的一部分，除非无法进行充分的眼科检查。
- 常规视觉诱发电位（VEP）检查并不是必需的。
- 儿童患者很难完成常规视野测试，并且容易出现许多固视误差；因此，对比视野的眼科检查就足够了。
- 年度体检应包括性早熟筛查。

13.3.4　影像学检查和诊断

13.3.4.1　MRI检查

MRI 是识别和监测儿童患者 OPG 的影像学金标准。推荐的成像方案包括冠状位和轴位薄切片 T_1 加权和脂肪饱和 T_2 加权成像，加上具有钆对比和液体抑制反转恢复序列的T_1序列。T_1 加权成像最适合表征肿瘤的大小，与视神经通路相比，肿瘤呈现低密度到等密度（图 13.2A）。T_2 加权成像可用于评估解剖学受累情况，肿瘤与周围结构相比将显得轻度高密度（图 13.2B）。容积 MRI 作为测量肿瘤大小的辅助工具越来越受欢迎，因为通过 T_1 增强对复杂肿瘤进行传统测量，图像尺寸受到二维视图的限制。容积MRI可以更准确地估计肿瘤的复杂解剖结构，尽管其目前在评估后路肿瘤方面受到限制。

13.3.4.2　DTI检查

弥散张量成像（diffusion tensor imaging，DTI）是另一种MR技术，可追踪水沿着轴突分布情况，因此可以绘制白质束（如视神经束）。部分各向异性（fractional anisotropy，FA）降低的区域不具有相干弥散，代表白质损伤。FA 降低与NF1-OPG 患者的视力降低相关。有趣的是，扩散增加DTI 也被视为未来肿瘤进展和随后视力丧失的先兆。需要进行更大规模的研究以确定 DTI 是否可以持续地用作即将发生的视力丧失的预后预测因子。

由于邻近骨骼、脂肪和空腔的伪影，DTI 在评估视神经方面存在局限性。分段读出平面回波成像（rsDTI）被发现优于单次回波平面成像（ssDTI），其能提供更高的分辨率，同时减少视神经和视交叉的伪影。

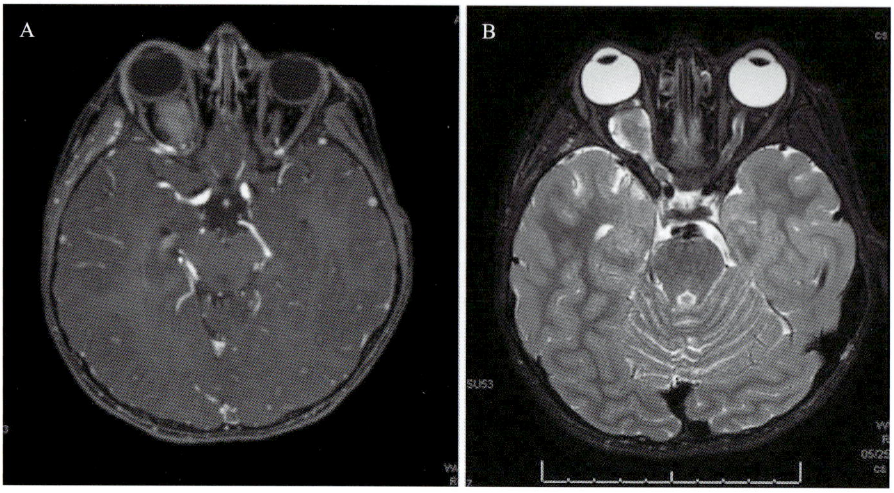

图13.2 眼眶MRI显示影响右侧视神经的梭形肿块，呈等信号T_1加权成像（A）和 T_2加权成像高信号（B）

13.3.4.3 CT检查

由于CT的辐射暴露和NF1 患者患癌症的可能性增加，CT 不常规用于诊断 OPG，MRI 是诊断和连续监测诊断的首选方法。

13.3.4.4 PET检查

尽管正电子发射计算机体层扫描（positron emission tomography，PET）也会带来辐射负担，但它可能在肿瘤监测和良性肿瘤与恶性肿瘤的区分中发挥作用。一项研究采用氟脱氧葡萄糖作为代谢活性的标志物，并发现可以检测到高级别肿瘤成分，这有助于在考虑到OPGs原来不可预测的生长模式的情况下，对肿瘤进展进行风险分层。此外，FDG-PET 能够检测手术干预后肿瘤残留及肿瘤进展。因此，PET 在监测 OPG 患者方面可能具有辅助作用，尤其是术后患者。需要进一步研究来辨别 PET 是否是一种预测肿瘤进展的有用预后工具。

13.3.4.5 OCT检查

光学相干断层扫描（OCT）测量 RNFL 的厚度及内丛状层/神经节细胞层（IPL-GCL）。它在监测青光眼中的应用证明了视野缺损与视盘周围 RNFL 变薄之间存在相关性，这提示OCT可以被用来检测评估 OPG 患者。一项研究显示，RNFL 厚度与视野缺损之间存在相关性，在Stratus OCT 上视力异常患者的RNFL往往＜ 80μm。另一项研究利用了手持式谱域OCT 发现视力异常或视野缺损患者的 RNFL 更薄。在第二项研究中，正常视力眼的平均 RNFL 厚度为 125.1μm，而视力异常患者的平均 RNFL 厚度为75.8μm。这个研究中OCT的缺点是患者必须服用镇静药才能获得高质量的图像。视力和 RNFL 厚度之间的相关性表明，对无法进行视力或视野检查的患者，OCT可以间接评估视力丧失。能够长时间配合以获得高质量扫描的儿童可以避免镇静的需要，OCT 可以为疾病进展的分析和可能治疗的评估提供额外的数据（图13.3）。

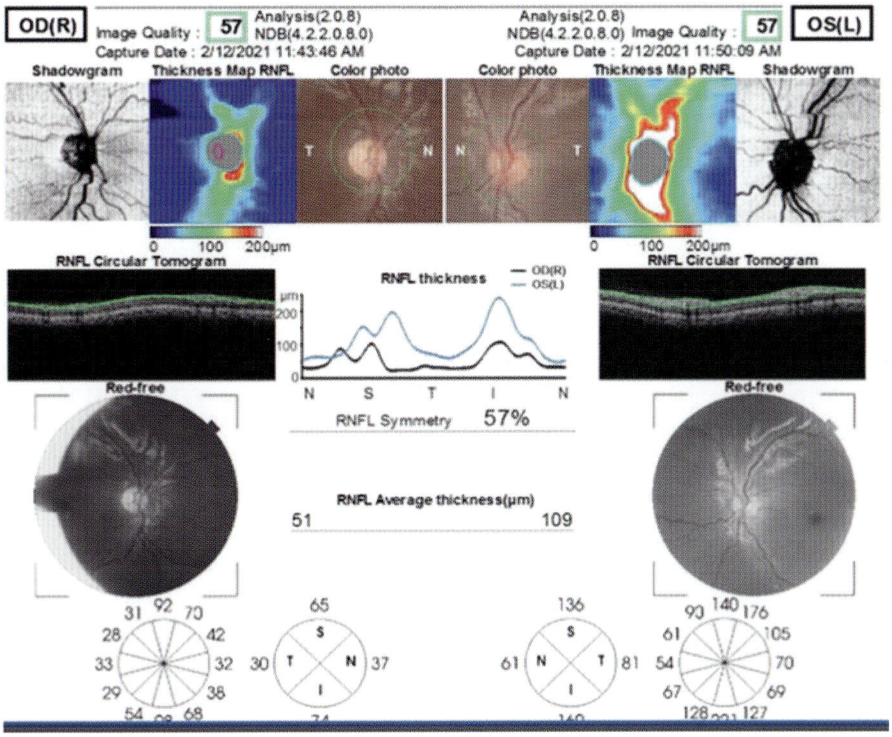

图 13.3　OCT 显示右侧视神经胶质瘤的视网膜神经纤维层（RNFL）的平均厚度存在显著差异。平均 RNFL 右边为 51μm，左边为 109μm

13.3.4.6　VEP

闪光和（或）图形视觉诱发电位（VEP）是一种能检测视觉通路完整性的电生理学方法，不建议用于筛查 OPG 的原因是其结果的高度可变性及难以从系列检查的变化中得出有意义的结论。此外，测试可能需要长达 30 分钟，这限制了其在注意力有限的儿童人群中的使用。一项研究主张使用 VEP 作为“症状前筛查工具”，因为它是视觉功能的客观测量，可以证明视觉变化先于神经放射学变化。然而，大多数学者的结论是，VEP 的结果太不一致，不适合常规使用。因此，不建议将 VEP 作为 NF1-OPG 患者的常规筛查方案之一。VEP 可用于个体化的特定患者，尽管它们对诊断评估的价值是有限的。

13.3.4.7　活检

鉴于对大多数肿瘤来说，组织病理学检查不会改变治疗计划，因此对于 OPG 的儿童患者来说，肿瘤活检并不是常规的操作。然而，对于 MRI 上具有独特肿瘤特征或临床不明确的病例，活检可能会提供更多信息。一项个案研究显示，相较于 NF1-OPG 患者，散发性 OPG 患者进行活检以确诊的可能性更高。然而，对于大多数患者，活检是多余的，仅仅增加了手术操作不良后果。

13.4 治疗

OPG 生长缓慢且恶变的可能性较低。它们甚至可能会自发消退或可能在很长一段时间内保持稳定并对视力没有明显影响。然而，OPG 仍然可以造成占位症状、永久性视力损伤和很少导致死亡。由于 OPG 的临床病程和症状进展是不可预测的，标准化监测方案的制订到目前为止并不成功。文献中出现了一些治疗趋势，而更多确定的指南仍在制定中。

13.4.1 观察

对于许多 OPG 患者，观察随访是一种令人满意的做法，尤其是患有 NF1 或孤立性视神经胶质瘤的患者，因为肿瘤自发消退可能发生。在常规检查中，有几项发现值得加强监测但不一定进行肿瘤治疗，包括色觉的改变、视盘苍白、视神经肿胀、传入性瞳孔障碍、斜视和眼球震颤。与性早熟相关，对于 OPG也不是开始治疗的指征，因为它可以用 GnRH 拮抗剂进行治疗。

13.4.2 治疗指征

OPG 患者可受益于由眼科医师、神经外科医师和神经肿瘤学家组成的多学科康复团队。散发性 OPG 患者往往患有更具侵袭性的疾病并且更有可能需要治疗。患有 OPG 的青少年通常会出现需要治疗的有症状的疾病。为了平衡风险收益比，考虑进行治疗的OPG患者一般伴有症状的肿瘤、显著肿瘤生长和（或）视力下降。定义视觉缺陷“进展”的标准包括以下内容：

- 与之前的检查相比，通过 Snellen视力表、HOTV 视力表或 Lea 图形视力表测量的视力出现两行变化。
- Teller视力卡下降两个倍频。
- 或者与年龄匹配的对照相比，视力变化为0.2 logMAR 或更大。

尽管影像学可能有助于监测肿瘤进展，但它并不能预测生长模式，与实际视力损失或威胁视力丧失也可能无关。因此，神经影像学上的肿瘤生长很少被纳入是治疗的单纯评判，除非患者无法配合视力测试，那么除了影像学检查外没有其他能量化的监测疾病进展的指标。视野变化也是疾病进展的不可靠替代指标，因为患者可能有严重的视野缺陷，而不会出现任何相关的视力下降。

OPG 诊断和开始治疗之间的时间无法被很好地预测。NF1-OPG 患者的病程往往较轻，并且可以耐受更长的观察时间，而没有有害的疾病进展，建议诊断后的前 2 年每 3 个月随访一次。散发性OPG进展较快，在大多数情况下，诊断后很快就需要治疗。

尽管治疗的目标是保留视力，但法国的一项大型队列研究发现约 25%的接受过治疗的儿童OPG患者在成年后继续出现视力障碍。更确切地讲，治疗可能阻止视力下降的进一步进展，但有证据表明，逆转视力损伤的可能性不大。

13.4.3 化疗

由于 OPG 的不可切除性和放射治疗的不良反应，化疗被广泛认为是目前 OPG 的一线治疗方法。Packer 及其同事是最早研究 OPG（低级别神经胶质瘤；LGG）化疗方案的团队之一，他们于 1993 年发表了关于长春新碱和卡铂的研究，其中包括1个10 周的诱导周期，然后是8个 6 周的维持周期。37名新诊断患者的总体反应率为62%。另一种常用的 LGG 化疗方案包括 6-硫代鸟嘌呤制剂（6-TG）、丙卡巴肼、洛莫司汀（CCNU）和长春新碱（TPCV）。通过儿童肿瘤学组针对新诊断 LGG（包括 OPG）的儿童，将该方案与卡铂/长春新碱进行了正面对比，两种方案的客观反应率相似，卡铂/长春新碱和 TPCV 的 5 年无疾病生存率分别为 39% 和 52%。另一种 LGG 常用的化疗药物，每周 1 次长春碱，对新诊断的和复发/难治性低级别胶质瘤的疾病控制率相似。用于 OPG 的常见化疗的剂量方案见表 13.4。值得注意的是，患有 NF1 的受试者比非 NF 相关 LGG，包括 OPG，通常对化疗的反应和反应持续时间更佳。

表 13.4 儿童 OPG 标准化疗方案

指征	化疗方案	副作用	无疾病生存率
1线	长春新碱（1.5mg/m^2）＋卡铂（175mg/m^2）	长春新碱：周围神经损伤、肠梗阻 卡铂：接近 40% 的患者有超敏反应皮疹	5年：62%（Packer et al） 5年：39%（Ater et al）
2线（非NF1）	长春碱（6mg/m^2）	骨髓抑制	初诊患者5年：53% NF1：85% 非NF1：42%（Lasssaletta et al） 复发5年：42%（Bouffet et al）
2线（NF1）	MEK抑制剂（曲美替尼、塞美替尼、考比替尼等）	皮疹、腹泻，偶有视网膜毒性，以及心肌病	
其他	TPCV：6-TG（30 mg/m^2）＋丙卡巴肼（50mg/m^2）＋CCNU（110mg/m^2）＋长春新碱（1.4mg/m^2）	丙卡巴肼和 CCNU：继发性白血病（避免对 NF1 患者进行烷化剂治疗）	5年：52%（Ater et al）
	卡铂（560mg/m^2）	骨髓抑制、听力损失	3年：64%
	依维莫司［5mg/（m^2·d）］	黏膜炎、骨髓抑制	5年：26%
	长春瑞滨（每周 30mg/m^2）	骨髓抑制	5年：37%
	替莫唑胺（200mg/m^2×5天）	骨髓抑制、继发性白血病（NF1 患者避免烷化剂治疗）	3年：57%
	贝伐珠单抗（10mg/kg）伊立替康	贝伐珠单抗：高血压、出血、蛋白尿	2年：47%（Gurgurangan et al）

化疗通常可以成功地阻止肿瘤进展，甚至诱导肿瘤消退。尽管肿瘤反应良好，但视力完全恢复的情况很少见，视力结果取决于治疗前的视力。化疗后的常见结果是稳定的视力。关于视力效果的综述研究结果发现，接受化疗的患者中只有不到 15% 视力改善，40% 视力下降。作者认为无论肿瘤的化疗敏感性如何，疾病进展的视力变化都是不可逆转的。额外的化疗周期要么没有改善，要么视力预后更差。化疗后视力提高与肿瘤大小

的任何放射学改善无关。初步使用贝伐珠单抗（VEGF单克隆抗体）的数据表明有一些视力改善的可能，但需要更强有力的纵向研究来证明。

13.4.4 放疗

尽管放疗对OPG有效，但放疗的副作用包括神经认知和垂体缺陷，以及血管损伤和继发性恶性肿瘤的风险，已大大减少了这种治疗方式在OPG的使用。NF1患者特别容易发生恶变低级别神经胶质瘤和放疗诱发的恶性肿瘤，因此放疗除非在极端情况下使用，否则应避免使用。NF1患者发生颅底异常血管增生症血管病并发症的风险也增加，放疗后约40个月，放疗期间的颈内动脉或脑动脉缺血导致新血管形成。有学者认为，OPG与脑底动脉环的接近导致了该患者群体中颅底异常血管增生综合征患病率的升高。

由于并发症的沉重负担，放疗通常被用作对初始接受化疗的患者补充治疗，或针对难治性病例患者或老年患者作为“最后的治疗”。它被禁止用于年龄小于5岁的患者，除非在接受化疗时发生了疾病进展。放疗用作补充疗法时视觉效果往往较初选放疗差。

13.4.5 手术切除和减瘤

当Packer及其同事于1993年发表关于OPG的长春新碱＋卡铂方案的研究时，他们指出一个相对共识，对于可手术切除的病变，完全切除是首选的治疗方法。随着新的OPG视力保留治疗方案（如化疗）的出现，由于永久失明甚至双眼视力丧失的高风险，手术不太容易被选择。新的共识是手术只能对没有视力期待的眼进行。结合严重的视力障碍，手术的其他适应证如下：

- 非常大的肿瘤。
- 疼痛或影响美观的眼球突出。
- 暴露性角膜病变。
- 脑积水或其他压迫症状。
- 肿瘤向视交叉生长的证据。
  - 注意：视神经胶质瘤通常不会向视交叉进展，因此不建议进行预防性手术切除。

标准手术方法是外侧眼眶切开术，在外眦角处进入眼眶边缘。全长视神经切除需要经颅入路，这会造成较高的内分泌和脑血管损伤风险。计算机辅助手术新技术通过使用患者的神经影像来帮助关键结构附近的手术计划、模拟和术中安全，从而改善了手术导航。文献中报道的一个例子是Medtronic Stealthstation S7® 手术导航系统，它利用手术部位附近的电磁体根据患者的术前成像来校准跟踪器。镜像技术将患者的解剖结构从正常侧投影到另一侧手术部位，从而允许术中正常解剖结构的可视化，这是最大限度地减少重要结构损伤的另一种工具。尽管这些外科手术的进步正在简化需要减瘤或切除的患者的手术过程，但化疗等其他替代疗法仍然是首选。

13.4.6 新的治疗方法和未来方向

13.4.6.1 小鼠模型

药物分子靶点的研究需要能够密切模拟人类疾病进展的动物模型。NF1-OPG 基因工程小鼠（genetically engineered mouse，GEM）已被证明是评估OPG 发展和随后的视力丧失发病机制的成功模型。特别是，Nf1 GEM品系（$Nf1^{fox/mut}$；GFAP-Cre、FMC小鼠）会产生类似于人类变异的低级别视交叉前和视交叉视神经胶质瘤。

13.4.6.2　分子靶向

丝裂原激活蛋白激酶（MAPK）通路在OPG的发病机制中发挥着重要作用，最近可用的MAPK抑制剂正越来越多地被纳入难治性或进展性OPG的治疗计划中（特别是与NF1相关时）。其中一种药物，司美替尼（selumetinib），专门通过抑制MEK-1/2发挥作用，并已在儿童LGG中显示出早期有希望的结果。Banerjee等报道了司美替尼在难治性或复发性儿童LGG中进行的儿科临床Ⅰ期试验的结果。剂量水平为25～43mg/m^2，每日2次，最常见的剂量限制性毒性是淀粉酶/脂肪酶升高、头痛、黏膜炎和皮疹。推荐的2期剂量为25 mg/m^2/剂量BID，这使得2年无疾病生存率为69%±9.8%（标准误）。Fangusaro等此后报道了Ⅱ期研究的结果，其中13例NF1相关OPG患者和25例散发性非NF1相关下丘脑/视神经通路LGG患者的2年无疾病生存率分别为96%和78%。其他评估不同MEK1/2抑制剂和其他靶向治疗的临床试验，如RAF、FGFR和NTRK抑制剂，正在进行中。

多激酶抑制剂索拉非尼（sorafenib）在Ⅱ期试验中被停药，原因是担心BRAF抑制的抵抗导致MAPK的反常激活从而导致肿瘤加速生长。

洛伐他汀（lovastatin）是一种非特异性RAS抑制剂，可降低与肿瘤生长相关的RAS/mTOR活性，同时增加cAMP的产生以对RGC具有保护作用。洛伐他汀目前用于治疗患有学习障碍的NF1儿童。在FMC小鼠模型中，与对照组相比，给予洛伐他汀可减少小胶质细胞浸润，增加RGC存活率，并减少RNFL变薄。这种效果在停止治疗后持续了2个月，此时肿瘤活性稳定。这项研究证实了针对MAPK通路的功效，并强调了在疾病进展早期进行干预的可能，以防止RGC和RNFL进一步受到不可逆转的损害。

13.5　儿童和成人患者之间的差异

简而言之，OPG在成人中很少见，但当发生时往往是恶性的。自1973年以来，已报道约70例成人恶性视神经胶质瘤患者，平均发病年龄在60岁左右。虽然儿童人群与NF1密切相关，但成人OPG偶尔出现。诊断通常需要进行组织活检，病理学最常显示间变性星形细胞瘤（WHO Ⅲ级）或多形性胶质母细胞瘤（WHO Ⅳ级）。对于这些组织学类型，治疗包括手术切除、放疗（54～60Gy），通常还包括化疗。替莫唑胺是一种烷化剂，已被证明可有效对恶性胶质瘤进行靶向治疗。与儿童患者不同，成人患者生存率很低，大多数患者在发病后1年内死亡。

本章要点

1. OPG偶尔出现或与NF1一起出现。尽管它们是良性的并且往往生长缓慢，但临床病程是可变的，并且可能导致严重且令人遗憾的视力丧失。

2. 建议对8岁以下的NF1儿童患者每年进行一次彻底的眼科检查。

3. 尽管对OPG的治疗方案缺乏共识，但对于有症状的OPG患者，有强有力的证据支持使用化疗作为一线方法（如卡铂和长春新碱）。

4. 放疗可能非常有效，但鉴于多种化疗方案疗效的被认同及新的靶向药物的可用性，强烈建议不要使用放疗。手术应保留用于治疗无有意义视力眼的疼痛性眼球突出。

5.分子靶向治疗是OPGS治疗的一个有前途的未来方向。MEK 抑制剂已显示出早期成功，但还需要长期研究。

致谢

本研究没有获得来自公共、商业或非营利部门等资助机构的任何具体资助。

（温祥毅　译　刘陇黔　审校）

第14章 非意外创伤的最新进展

Helen H.Song，Samiksha Fouzdar Jain

14.1 引言

虐待性颅脑外伤（abusive head trauma，AHT）也称为非意外头部创伤，是婴儿死亡和继发于虐待的长期病变的主要原因之一。既往使用的术语“摇晃婴儿综合征”代表了AHT的一个综合征子集，其中有中枢神经系统损伤的证据，有或没有明显的外部创伤迹象。在这些病例中，头部损伤可能是原发性或继发性的，表现为弥漫性单侧或双侧硬膜下出血、弥漫性多平面视网膜出血，以及脑损伤，如弥漫性轴索损伤或其他实质损伤。这些损伤可能是继发于旋转或钝力创伤，这已被肇事者的叙述所证实。然而，最初由家长提供的病史通常是轻微跌倒或受伤，甚至完全没有外伤史。在许多情况下，婴儿可能没有外伤的外部表现，通常是在检查过程中发现受伤情况。85%的AHT病例中有眼部问题。眼部表现多种多样，从视网膜或玻璃体出血到视网膜劈裂、视网膜脱离、脉络膜破裂、前房积血、眼眶骨折或眶周皮下淤血。AHT的受害者可能会产生终身的身体、心理和学业的影响。儿科和急诊科的每位医疗保健专业人员都有责任发现儿童受虐待的病例。

14.2 流行病学/鉴别诊断

根据美国国家虐待与疏忽儿童数据系统（NCANDS）统计，2019年有656 000份全国儿童虐待与忽视报告，估计有1840人因虐待和（或）疏忽而死亡。其中70.3%的死亡受害者为3岁以下，45.4%的受害者为1岁以下。在美国，AHT的患病率估计为29.7/10万人年，每年导致多达80人死亡。通过临床病史或客观检查结果可以明显发现颅脑外伤的证据。衡量全球范围内的患病率有局限性和不一致性。然而，在评估国外AHT频率的研究中发现，与美国相比，其他国家有相似的患病率。

AHT的大多数受害者年龄在3岁以下。通常在AHT诊断之前患儿会因出现非特异性症状而被误诊，包括易怒、烦躁、嗜睡或食欲缺乏等。NCANDS确定的危险因素包括既往虐待经历、家庭社会经济地位低下、家庭环境不稳定，如单亲家庭、药物/酒精滥用及父母中有家庭暴力史。有趣的是，一项研究显示，英国在新冠病毒感染大流行期间，在国家强制隔离的30天期间，AHT病例比过去3年中同期30天内的发病率增加了1493%。这表明，大流行期间的国家困境可能会加剧AHT的许多已知风险因素，包括监护者药物使用增加、财务不稳定恶化及为避免增加感染新型冠状病毒而延迟到医院就诊。

视网膜出血（retinal hemorrhage，RH）并非虐待继发的头部损伤所独有。新生儿和婴儿RH最重要的鉴别诊断是与正常阴道分娩相关的出血。在一项前瞻性研究中，正常非辅助阴道分娩中RH的发生率为30.4%，真空辅助分娩中的RH 发生率高达77.8%。然而，所有RH均发生在视网膜内，并且大多数出血在 30天内完全消退。在新生儿出生后的第1个月之后，婴儿RH最常见的原因是虐待。不太常见的诊断包括意外创伤（包括跌倒、机动车碰撞、挤压及钝器伤）、先天性凝血障碍或出血性疾病（包括血源性肿瘤过程、凝血因子/抑制因子缺乏、骨髓增生异常综合征及血细胞减少）、颅内或胸膜腔内压升高或脑膜炎/脑炎。婴幼儿 RH 常见的鉴别诊断见表 14.1。

表 14.1 婴幼儿视网膜出血常见的鉴别诊断

情况	RH发生频率	视网膜出血	临床特征
虐待性颅脑外伤	50% ～ 100%病例	大量，向周边延伸，多层受累	受伤程度与病史不符；通常合并SDH、骨折、瘀伤、腹内损伤
潜在视网膜出血	20% ～ 30%的新生儿在出生后24小时内接受检查 10% ～ 15%的新生儿在最初72小时内接受检查	大量，延伸至周边，通常位于视网膜内	常见于真空辅助分娩，4 ～ 6 周恢复
头部意外受伤	0 ～ 10%患者	通常为少量，仅限于后极部	与严重损伤机制相关（高处坠落）
血液性疾病			
出血性疾病（血友病、血管性血友病、维生素 K 缺乏症）	未知	视网膜所有层面，玻璃体	出血性疾病的特征史、异常凝血研究
白血病	未知；大多数患者在疾病的某个阶段会出现眼底改变	通常发生在后极部视网膜深层，但也可能在所有层和玻璃体中	实验室特征（外周血涂片上的淋巴细胞）
贫血（青少年恶性贫血、缺铁性贫血、镰状细胞贫血）	未知，成人比儿童更常见	视网膜内点状、火焰状或片状	贫血
代谢性疾病			
戊二酸尿症 I 型	少见	较少，仅限于后极部	大头畸形是以基底神经节为主的特征性表现，可能会出现硬膜下血肿；无骨异常
半乳糖血症	少见	玻璃体	发育迟缓、白内障
感染			

续表

情况	RII发生频率	视网膜出血	临床特征
脑型疟疾	20%～60%的儿童患有严重脑型疟疾	多处白色病变	旅游史；发热、贫血、特征性血涂片检查结果
脑膜炎	少见	多种	发热、特征性脑脊液检查结果
视网膜感染（巨细胞病毒、单纯疱疹病毒、弓形体病、立克次体病）	少见	视网膜内小面积视网膜坏死；可能跨越坏死视网膜的所有层	全身症状 可能存在感染、免疫缺陷
心内膜炎	少见	中心为白色的椭圆形出血	其他特征（心脏杂音、发热、片状出血、Janeway病变）
原发性视网膜疾病			
早产儿视网膜病变	少见	小，通常位于新生血管嵴表面的视网膜内；可能延伸至玻璃体	有早产史；视网膜新生血管
Coats病	少见	通常位于视网膜内，但可能延伸至玻璃体	通常是单眼的；视网膜下渗液；毛细血管扩张
原始玻璃体持续增生	少见	可能会出现玻璃体出血	通常是单眼的；可能与轻度小眼球畸形；晶状体内出血；晶状体后膜
其他			
颅内出血	在没有虐待性头部损伤的情况下很少见	可能很广泛	神经影像学特征（动脉瘤、动静脉畸形）
胸外压迫			
心肺复苏	极少	少量，小范围	心肺复苏史
胸部挤压伤		浅，视网膜白色斑块	胸部损伤史

注：SDH，硬脑膜下出血。

AHT报告中的眼部表现差异很大；然而，如果怀疑患儿有AHT，RH在得出令人信服的临床诊断方面发挥着至关重要的作用。在一项对肇事者承认造成脑损伤的回顾性研究中，81份报告中83%的人患有RH。其他研究表明，非意外头部外伤病例中RH的患病率高达94%，其中一项研究报道100%的病例都有RH迹象。早期识别可以挽救生命，并且眼科检查是必要的，因为眼内病变可能是虐待的唯一临床迹象。

在既往观察性研究中，AHT可通过临床发现、犯罪者供述、法律定罪、尸检数据或辅助护理团队评估在内的标准来诊断。在这些研究的荟萃分析中，眼内（视网膜或玻璃体）出血对AHT的敏感度为75%，特异度为94%。虽然在意外组和虐待组中都发现了视网膜内出血，但多层、大量和双侧RH是AHT最具特异性的表现。视神经鞘出血（ONSH）对AHT的敏感度为72%，特异度为71%。最后，视网膜劈裂和黄斑皱褶仅在与虐待相关的病例中发现，并未在非虐待性头部损伤组中发现。

14.3 病理生理学

AHT中RH的病理生理学尚不完全清楚。玻璃体视网膜牵引被广泛认为是RH发育最可能的机制。其他理论包括反复加速-减速（有或没有意外伤害）、颅内压升高、胸膜腔内压升高、缺氧、凝血障碍和眼眶内损伤。

理论上，玻璃体视网膜界面处的压力会随着重复的加速-减速而增加。当婴儿剧烈摇晃时，玻璃体视网膜分离最容易发生在后极，沿着视网膜脉管系统，以及在眼球赤道部，这些区域受到更大的切向剪切力。在实验研究中，纯线性加速度产生的拉应力比角加速度所产生的力弱90%。摇晃过程中产生的是切向力或角力，这点区分了沿单个平面发生的钝力损伤或纯线性加速的病理生理机制。

颅内出血和机械性脑损伤继发的脑水肿可导致颅内压（ICP）升高。据称，由于静脉充血增加，这种压力会导致视网膜血管系统随后受压和出血。然而，其他增加颅内压的情况并没有AHT中所见的特征性的RH。在ICP升高的罕见病例中，RH是火焰状视盘周围的视网膜内出血并伴有视神经水肿。仅与ICP升高相关的出血很少发生在周边，仅限于视网膜假性间隙。相反，AHT中的RH通常被描述为多平面（即视网膜下、视网膜内和视网膜前的证据）出血，可能发生在整个视网膜中（图14.1）。因此，发生在整个视网膜层中的RH病因是多因素的。一项研究表明，切向力对视网膜施加压力，并以相对一致的大小传递到所有层。目前，玻璃体视网膜界面处的内界膜破裂是否是导致视网膜承受过大压力的始作俑者，或者摇晃是否会在视网膜各层内产生足够的局部压力，从而导致内界膜破裂，这些尚未达成共识。

胸膜腔内压升高也是AHT眼部表现的一种机制。该理论中AHT伴有胸壁损伤，包括肋骨骨折，这会导致胸膜腔内压升高。胸膜腔内压急剧升高会导致视网膜血管内压力升高，如Valsalva动作或严重胸壁创伤，即同名的Purtscher视网膜病。虽然Purtscher视网膜病最初由Otmar Purtscher描述了一名因从树上坠落而导致头部外伤的男性，但现在它更普遍地与促栓塞的全身状态相关。白色的视网膜棉絮状斑可见于Purtscher视网膜病变，其原因是血管闭塞过程，包括脂肪栓塞、胰腺炎发作期间的循环胰酶、免疫复合物沉积，以及静脉回流减少的疾病状态，导致下游视网膜静脉充血。如果伴有凝血病，Purtscher视网膜病变可能与AHT有内在联系。然而，它更有可能继发于复苏期间进行的胸外按压。

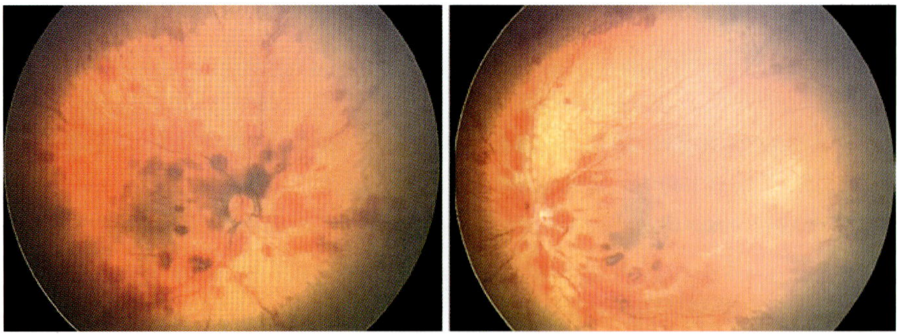

图14.1 眼底照片显示双侧多发性视网膜出血延伸至周边

当摇晃婴儿时，新生儿脊髓和颈部的解剖学特性预示着其更容易受到损害。脊柱韧带具有更大的含水量、松弛度和弹性，允许在椎骨之间产生更大的位移，可被拉伸甚至超出成人半脱位的极限而不会出现韧带断裂或脊髓损伤。如果反复过度弯曲和伸展，成熟骨骼的硬性限制会增加脊髓损伤的可能性，因此，婴儿的颈部在低频、高位移的摇动时需要采取保护措施。因此，AHT 中的脊髓损伤可能与RH并不兼容，并且在许多情况下摇晃不一定会导致脊髓损伤。

凝血障碍［凝血因子V *Leiden*、*C/S* 缺乏、*MTHFR* 突变、同型半胱氨酸血症等，以及引发弥散性血管内凝血（DIC）反应的情况］可能会导致与 AHT 中类似的RH。患者可能会出现其他全身症状，包括弥漫性瘀斑、红斑、肿胀和局部疼痛。AHT 合并血细胞减少或血栓形成倾向也可能使诊断复杂化。

尸检中最常见的虐待证据是硬膜下出血（subdural hemorrhages，SDH），据报道超过 70% 的 AHT 受害者存在硬膜下出血。RH 更常见于硬膜下出血，因为这种后遗症的机制都取决于大脑在摇晃时的切向惯力和旋转惯力。当桥静脉因强力旋转运动而从蛛网膜上断裂时，就会出现 SDH。类似，在眼睛中，内界膜（ILM）受损的组织学证据表明存在切力机制，其中颅内内容物产生的惯性力超过视网膜粘连部分。红细胞通过 ILM 外渗是只有在切力作用下才能出现的多层出血，因此是该患者群体中重要的诊断标志，见图 14.2。

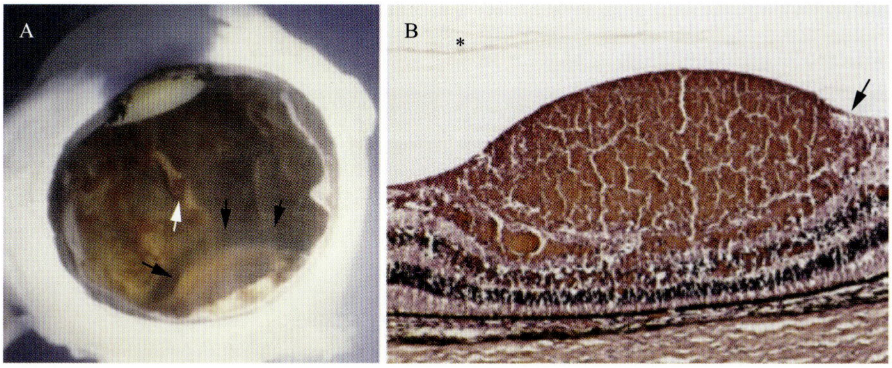

图 14.2　眼晃动后的大体（A）和组织病理学切片（B）

14.4　临床表现/评估/检查

除症状和体征外，病史对于诊断 AHT 也至关重要。通常，监护人员的说法不一致或不存在，并且存在强烈的怀疑做出诊断。最初的表现可能有很大差异，从轻微的非特异性症状和体征到急性危及生命的并发症。这些症状通常被误认为可能是病毒或其他轻微疾病导致。婴儿出现瘀伤应提醒医师注意虐待的可能性。检查医师应特别注意“TEN-4”瘀伤（4 岁以下儿童的躯干、耳朵和颈部瘀伤或4个月以下婴儿的任何瘀伤）。呼吸暂停、视网膜出血和“TEN-4”瘀伤等症状在虐待行为中比意外伤害更常见。全面的医疗评估包括皮肤检查是否有瘀伤、骨骼检查是否有骨折、头部影像学检查是否有颅内出血，以及及时进行眼科检查是否有RH。这个方案仍然是 AHT 评估的基础。

如上所述，AHT 的最初症状和体征可能是非特异性互动减少、缺乏社交笑容，包括意识水平急剧下降、喂养不良、呕吐、嗜睡、体温过低、睡眠增加、癫痫发作和无法茁壮成长，后者更为慢性，见表 14.2。

表 14.2 虐待性颅脑外伤的常见症状和体征

呼吸暂停	易怒
囟门凸出	嗜睡
心动过缓	缺乏社交笑容
心血管循环衰竭	昏睡
寒战	小头畸形
互动减少	喂养不良
意识水平下降	呕吐
发育迟缓	呼吸困难和癫痫发作
低温	癫痫发作

肋骨、长骨和复杂的颅骨骨折可以支持AHT的诊断，但不是必需的。然而，在所有情况下，RH和硬膜下出血是AHT中最特征的表现。Binenbaum等开展的一项研究表明，通过弥散加权磁共振成像（diffusion-weighted magnetic resonance imaging，DW-MRI）进行分析，报道了 AHT 婴儿中严重RH与缺血缺氧性脑损伤（hypoxic-ischemic brain injury，HII）之间的联系。此外，钝挫伤可能继发眼眶和眼部损伤。由于钝性创伤后遗症，患者可能会出现眶周瘀斑、结膜下出血、外伤性前房积血和外伤性白内障。对眼睛的直接撞击还可能导致角膜擦伤或撕裂、眼球破裂或虹膜损伤。RH 可能因意外头部外伤而发生。然而，它们并不常见，不到 10%，通常是单侧的，通常仅限于邻近视神经和黄斑的后极部，视网膜的单层。

14.4.1 检查

14.4.1.1 眼科检查

通常，对于任何出现明显外伤、精神状态或意识改变，或出现凝血障碍和出血问题的实验室或临床症状的儿童，必须进行眼科检查。鉴于 RH 的短暂性，理想情况下会诊应在患者就诊后 24 小时内完成；然而，不晚于 72 小时来枚举可能因创伤而出现RH 的全部范围。检查应从标准的眼部体征开始，包括瞳孔评估、眼球运动和眼压，特别是注意瞳孔是否存在不一致的光反射，提示神经传入损伤。接下来，应进行眼前节评估，寻找可能的外部创伤或出血迹象，然后进行散瞳检查，最好通过间接眼底镜检查观察眼底。即使在散瞳眼底检查不可行，眼科会诊和眼底检查也是有帮助的，特别是对于因严重中枢神经系统损伤而无法进行散瞳的儿童。

在疑似虐待的情况下观察到RH时，全面地检查出血位置，以及出血累及视网膜层、数量、形状和双侧性（如果双眼均存在）的完整描述对于记录是至关重要。眼底照相也可帮助诊断RH。视网膜内出血通常比视网膜前出血恢复得更快，后者可能会在受伤后持续数天。因此，可以粗略地推断出伤害的发生情况——如果存在视网膜前出血但缺乏视网膜内出血，强烈怀疑存在虐待行为，则可以合理地推断该事件至少发生了几天到1周。

14.4.2 实验室检查

实验室检查旨在排除可能类似 AHT 的医疗情况，并评估其他虐待性伤害。表 14.3 列出了检查列表。

表 14.3 疑似虐待的血液检查

凝血酶原时间（PT）	天冬氨酸转氨酶
部分凝血活酶时间（APTT）	丙氨酸转氨酶
淀粉酶	尿酸尿分析
脂肪酶	

14.4.3 影像学检查

头部CT扫描通常是进行的第一个检查，因为它可以轻松快速地完成；然而，这些扫描在评估脑损伤方面受到限制。因此，建议在受伤后 72小时左右对大脑和脊柱进行MRI检查。对于疑似AHT 病例，头颅超声检查是一种不够充分的神经影像学诊断方法。

Kemp等综述中对大多数3岁以上儿童的神经影像学检查结果进行了分析，结果显示沿凸面、颅后窝、半球间位置的多发硬膜下出血（SDH）、缺血缺氧性脑损伤（HII）和脑水肿与 AHT 显著相关。慢性SDH似乎对AHT具有特异性，即使不是特别敏感，不到50%的 AHT 病例表现出慢性SDH（图14.3）。

对2岁以下有AHT的儿童进行完整的骨骼检查，包括颅骨、脊柱、肋骨和长骨的影像学检查以排除隐匿性骨折。初次就诊后2～3周应考虑进行部分骨骼检查（不包括脊柱、骨盆和颅骨），以评估在急性阶段可能不明显的骨折愈合情况。

跌倒很少会导致严重的头部受伤。矮处坠落（小于1.5m或5ft）通常不会造成严重的头部受伤。当头部严重受伤的儿童有近距离跌倒史时，鉴别诊断时应考虑AHT。尽管有些儿童可能会出现手臂、腿或颅骨骨折，但从床上跌落通常被认为是轻微的。0.3～1.2m的垂直跌落很少会造成严重的头部创伤或多处伤害。一项评估从该高度坠落死亡儿童的研究中发现了同时存在虐待的证据。即使从3m高处跌落也很少导致死亡。然而，通常高度越高，骨折和其他伤害的可能性就越大。

14.5 处理/预期后遗症或并发症/辅助咨询

AHT的管理可能需要许多医学专家，包括神经外科、创伤外科、神经病学、虐待儿童儿科、重症监护室和眼科医师的专业知识。AHT患者的初始治疗应包括稳定气道，以支持给氧、通气、保持血流动力学和缓解颅内病理。对其他虐待性损伤的更详细评估可以等到患者病情稳定后进行。

儿科医师在诊断和报告虐待行为方面的作用是至关重要的，因为他们通常是首诊医师。儿科医师必须向各州儿童保护服务机构报告可疑的虐待或疏忽行为。虐待的诊断有时很简单，但有时可能没有被告知或常被忽视，特别是当存在轻微的体征和症状时。有时，初级保健医师或儿科医师不会及时报告所有高度可疑的虐待案件。报告很大程度上取决于受到伤害机制、对家庭的熟悉程度及以前接触儿童保护服务的影响。儿科医师应该意识到并必须持续观察婴儿发生AHT的可能性，以保护和预防未来出现任何病例。

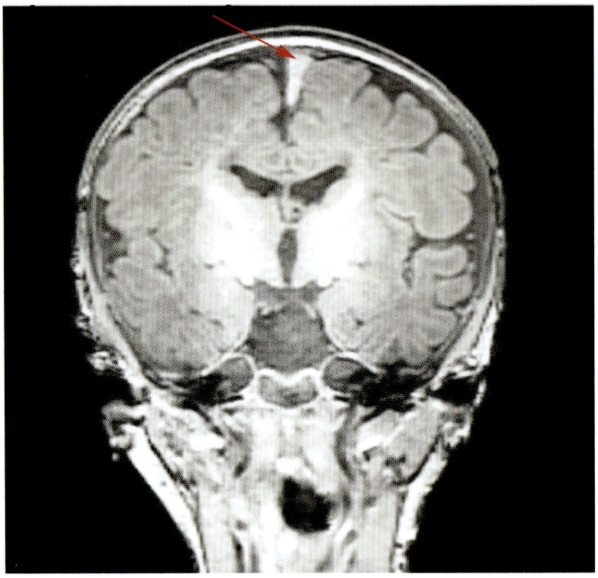

图 14.3 MRI 显示硬脑膜下血肿

他们必须及时向有关部门通报涉嫌虐待的情况，以便进一步调查。

在做出诊断或向儿童保护机构报告之前，从业者应考虑可能出现AHT表现的各种情况。医师应该客观地传递临床发现，而不是过分强调特定医学研究结果的影响。尽管如此，他们应该有效地传达儿童安全问题。尽早咨询虐待儿童领域的医师是明智的，因为与合作调查机构的口头和书面对话可能有些困难。

头部遭受虐待性损伤的儿童死亡率高达35.7%。42%～96%的幸存者患有长期神经系统疾病。据报道，幸存者中任何形式残疾的发生率都很高（72%），如精神运动发育迟缓；运动缺陷（15%～64% 出现痉挛性偏瘫或四肢瘫痪）；癫痫，通常比较顽固（11%～36%）；小头畸形伴皮质下萎缩（61%～100%）；视力障碍（18%～48%）；语言障碍（37%～64%），以及认知、行为和睡眠障碍，包括智力缺陷、烦躁、攻击性、发脾气、注意力缺陷、记忆力抑制或启动缺陷（23%～59%）。由于严重的短期和长期并发症，幸存者需要经常观测并及时转诊至专科医师，以实现获得最佳的治疗效果。这些后遗症可能多年都不会出现，因为认知和行为后果可能只有在入学时或以后才会逐渐变得明显。

14.6 小学/中学预防与公众/家长教育

虐待的诊断与重大后果交织在一起。诊断 AHT 具有严重的法律和社会影响，包括可能被赶出家门的儿童和因行为而入狱的成年人。然而，遗漏虐待案件可能会导致儿童被送回潜在不安全的环境。采取各种策略来降低 AHT 的发生率。两个主要领域包括关于婴儿哭泣的家长教育和摇晃婴儿的风险。在一些州，有新生儿的父母必须接受强制性的“婴儿摇晃综合征”教育。Dias 等在减少纽约某个地区的AHT数量方面取得了成功；然而，在宾夕法尼亚州全州范围内实施教育时，无法复制类似的结果。

另一个项目是PIRPLE哭泣，其中“PURPLE”的首字母缩写代表婴儿哭闹的特征：

P，哭闹高峰；U，意外；R，抗拒舒缓；P，痛苦般的脸；L，持久；E，傍晚及傍晚时分。这个项目根据科学证据为父母和护理人员提供有关正常婴儿哭泣模式和这些婴儿预期正常行为的信息。三步法包括：①在产房对父母双方立即进行院内产后教育，提供书面和视频教育；②公共卫生护士和年度社区教育；③公众意识和大众媒体宣传。该项目在不列颠哥伦比亚省成功实施。尽管如此，北卡罗来纳州的表现仍不尽如人意。它没有出现AHT发生率降低。尽管通过教育干预一致地显示AHT发生率下降是具有挑战性的，但一些预防项目发现自我报告、对婴儿哭闹的理解得到改善、情绪自我调节得到改善，以及家长对AHT的了解增加。尽管护士家庭合作伙伴关系（一项上门探访项目）并未显著降低AHT发生率，但据报道，虐待儿童的情况长期减少，这可能是解决这一问题的有效方法。

14.7　正在进行的新研究

目前正在进行的研究以期确定摇晃婴儿时引起RH所需的力量、频率、压力及强度。如前文所述，目前研究以期确定导致AHT特有的多层且独特的RH激发因素。已经对假娃娃玩偶或计算机模拟模型进行了几项研究。然而，由于伦理问题限制了在活体受试者中开展试验，将其转化为动物研究及最终的人类研究是复杂且有限的。鉴于不完整的临床情况和尸检后的组织分解，尸检数据有限。自2014年首次描述精细有限元（finite element，FE）眼睛模型以来，早期的离体动物模型已与更精细的FE眼睛模拟模型结合开发。一项初步研究隔离了完整眼球中的玻璃体视网膜界面，并通过将相对轴上的锚点拉离彼此来间接测量将玻璃体与视网膜分离所需的力。

除机制研究外，目前正在进行进一步的研究，为在就诊时接受眼科干预的婴儿的长期随访，包括皮质类固醇治疗、高压氧和手术，如玻璃体切除术。正在进行公共卫生/流行病学研究以确定短暂原因不明事件（brief unexplained event，BRUE）、婴儿猝死综合征（brief unexplained event，SIDS）及婴儿摇晃综合征（shaken baby syndrome，SBS）的发生率和患病率之间是否存在显著联系。虽然一些学者认为确定摇晃后眼部后果的确切机制可能为以后的肇事者提供理论，但与风险相比，公共教育的益处更多，因为公众教育只需很少的力量即可避免玻璃体视网膜粘连。

正在进行的AHT研究的一致目标是公众教育及确定一级和二级预防策略，以降低每年的发病率和病例数。

本章要点

1.婴儿和儿童的头部虐待性创伤可能是致命的。即使他们在创伤中幸存下来，儿童也可能会出现严重的永久性残疾。

2.虐待性头部外伤最初可能会被漏诊或经常被误诊。临床医师应留意存在瘀伤或呕吐等非特异性症状的婴儿。

3.怀疑患有虐待性头部外伤的儿童应接受彻底的检查，包括实验室和影像学检查。

4.受虐儿童患者可受益于多学科治疗方法。

（王　茜　译　刘陇黔　审校）